COMO MATAS A TUS QUERIDOS CON LA COMIDA
Y
ESCAPAS CON ELLO

ERROL STANFORD, Ph.D.

Titulo original en ingles: *How To Kill Your Loved Ones With Food And Get Away With It.*

Seaburn Publishing
PO Box 2085
Astoria, New York 11102
http:// www.seaburn.com

COMO MATAS A
TUS
QUERIDOS
CON
LA COMIDA

Y

Escapas Con Ello.

POR

R. ERROL STANFORD, PH.D., N.D.

CONTENIDO

ii

PREFACIO

Como Matas A Tus Queridos Con La Comida es un libro muy interesante que es una exposición divertida pero verdadera de cómo, con frecuencia matamos, sin querer, a nuestros queridos mientras pensamos hacerles bien, y regarles con bondad, con amor y especialmente con "buena comida".

La exposición se basa sobre e incluye un número de gemas de salud, dadas por el Dr. Stanford, sobre la radio para el público y que fueron muy apreciadas por ellos. *"Como matar a tus queridos con comida"* fue una de las conferencias de salud sobre la radio que gozó de enorme popularidad. Otras gemas de salud tales como: "Mi madre cruel", le divertirá y le instruirá a la vez. Usted se verá encantado por el estilo sencillo, claro y divertido del autor, que al mismo tiempo revela hechos sobre la nutrición que son prácticas y científicamente válidos.

Enriqueciendo el libro, como se puede ver fácilmente de la página del contenido, es una rica diversidad de información sobre la salud y la medicina natural. El autor, Dr. Errol Stanford, en realidad no sólo es Doctor Naturista, sino un doctor de Nutrición, (tiene un doctorado en la Nutrición Humana-- Ph.D.) Las formulas yerbales magistrales y las recetas tónicas se apreciarán plenamente no sólo por el practicante de salud de mucha experiencia, sino también por el estudiante de Nutrición de la Medicina natural. Se verán valiosas y llenas de información.

El libro ofrece, además, una lista en orden alfabético de más de 60 enfermedades comunes y prevalecientes y las hierbas y los remedios usados tradicionalmente con mucho éxito para vencerlas. De nuevo hay una extensa variedad de principios prácticas de salud, los cuales, si son seguidos fielmente, sin duda alguna, fortalecerán su salud y promoverán la longevidad.

Puesto que a mucha gente no le gusta que le digan que no coma tal o tal cosa, irónicamente, en la primera gema se le da permiso para comer de todo. El título sorprendente es *"Como Matar a Tus Queridos con La Comida. ..."*. Este libro que sin duda, le gustará, le obligará a compartirlo con sus amigos, vecinos y queridos, y es dedicado a la salud, la felicidad y la longevidad de la humanidad doliente globalmente y a la gloria del Dios.

3

RECONOCIMIENTO

Quisiera dedicar este libro a tres mujeres quienes desempeñaron un papel muy vital en mi vida. La primera es mi madre **Stella Stanford**, la cual siendo una mujer sola, que luchaba con muchas dificultades, ponía gran énfasis en la necesidad para una educación completa. La segunda es mi tía **Nora Benjamín**, quien ayudó en forma significativa para alcanzar esta meta. En tercer lugar quisiera dedicarlo a **Criselda Horne** quien como mi maestra de Salud me animaba en forma notable a proseguir estudios en la Medicina Natural. También ella ayudó a abrir puertas importantes para que yo tuviera contacto con personas importantes en este campo.

Finalmente quisiera reconocer también a dos buenos amigos míos que me ayudaron mucho en el escribir a máquina y en la preparación de este libro para la publicación en español — a **Juan M. Colon** y a **Mariseli Maldonado**. Que Dios los bendiga a todos ricamente, y ayude que mediante este libro su influencia, como una piedra echada en un lago, nunca termine, sino más bien que se extienda en círculos de bendición que se hagan siempre más amplios hasta alcanzar las riberas ilimitadas de la eternidad.

4

GEMAS DE SALUD DADAS EN LA RADIO
POR
DR. ERROL STANFORD

"Cuando te sientes a comer con un gobernante, considera bien lo que está delante de ti. Pon cuchillo a tu garganta, si tienes gran apetito. No codicies sus manjares delicados, porque es pan de engaño." Prov. 23:1-3

CONSIDÉRELO BIEN

¿Sabía usted que en el régimen alimenticio típico del hombre moderno que se jacta de ser tan "sofisticado" y "civilizado",
hay una cobra venenosa bajo la mesa
—
un peligro escondido pero mortífero?

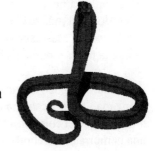

COMO MATAR A TUS QUERIDOS CON LA COMIDA

¿Sabías tú que puedes matar a tu familia y a tus queridos y recibir mucha simpatía y amor de tus amigos y parientes en lugar de culpa y desprecio? He aquí la forma de hacerlo.

Sirve café al despertarse en la mañana, en lugar de té de menta, o agua limonada, o jugo de naranja. Para el desayuno usa el pan blanco, cuanto más blanco tanto mejor. Nunca compres pan integral, no conviene. Además ¿a quien le gusta ese pan seco y sin sabor aun cuando es más saludable. Para irritar y debilitar al sistema nervioso, endulza el café con azúcar blanco en lugar de miel. El azúcar blanco es algo que destruye terriblemente la salud, pero nunca sospecharán tus móviles. Coloca más azúcar en la mesa para que se sirvan liberalmente.

Un buen comienzo. Pero el desayuno no es todavía suficiente dañino. Necesitas más colesterol y grasa saturada. Consigue tres huevos y algo peor: A ver, ¿Qué será esto? Ahora sí, tengo la respuesta: un poco de jamón o carne de res convendrá. El jamón es preferible, pues la carne de cerdo es la más tóxica de todas las carnes regularmente consumidas y por eso es más sabrosa. Usa muchas especies dañinas tales como: pimienta negra y pimienta blanca u otros picantes, la mostaza, MSG., etc.

Échale un poco de vinagre. Usa cualquier vinagre excepto vinagre de manzana, pues destruirá a los glóbulos rojos y los hará anémicos, mientras que el colesterol bloqueará sus arterias y les preparará para tener una hemorragia cerebral o un ataque del corazón. Con esta idea en mente, fríe la carne con mantequilla en lugar de aceite. Usa suficiente aceite para que la comida pueda nadar en el aceite o mantequilla.

6

Ahora recuerda que esta es la forma de hacerlo. Asegúrate de hacerlo todos los días, si puedes salir con la tuya. O por los menos intenta hacerlo lo más frecuente que sea posible. Te considerarán la mejor cocinera del mundo. No escatimes nunca la sal, sé generosa con ella en las comidas sin fallo.

Ahora emplea los mismos principios con las otras comidas. Escoge las comidas refinadas, procesadas y comercializadas. Dales pizza y las comidas de comidas rápidas siempre que puedas escapar con ello, pues aún son más dañinas que el desayuno mortífero que acabas de preparar. Esos cocineros famosos de los restaurantes son asesinos secretos también. Por eso no te sientes muy mal. Matan a mucha gente secretamente con sus preparaciones de comidas riquísimas y tentadoras y por esa razón son empleados con un buen salario para controlar la población excesiva. De hecho, si aprendes bien esta lección tu puedes calificarte para llegar a ser un cocinero de fama mundial también algún día, es decir un asesino secreto profesional y no sospechado.

Prosigamos. La clave es ser generoso con proteínas y grasas animales y freír mucho. Si se quejan de tener demasiado carne, diles que necesitan muchas proteínas para poder ser sanos, hazles creer que los vegetarianos son enfermizos, y que les hace falta la vitamina B_{12}. Sírveles las comidas a horas irregulares todos los días. Eso afectará mal la salud. Lo mismo ocurrirá al darles muchas combinaciones en una sola comida. A lo mejor el esposo sea un ingrato, y le gusta quejarse mucho. Es así, ¿verdad? Y luego los niños son tan desobedientes y rebeldes. Bueno hay que hacer algo. Toma un poco de venganza: pon muchas sodas, refrescos o bebidas de cola, llenos de azúcar blanco en la mesa. Para aun mayor daño, que los tomen en el mismo momento de comer, lavando hacia el estómago las comidas. Otra cosa importante: las frutas y las verduras deben aparecer sólo **raras** veces en la mesa. Y al escogerlas asegúrate de no tener las frutas frescas o bien maduras.

¿Por qué no? ¡Anda chico, sé inteligente! Las frutas frescas y maduras serán sabrosas y tendrán muchos nutrientes. No olvides que tu plan es **matar**, no prolongar la vida. Escoge frutas que sean medio muertas y desabridas. De esta forma, ellos odiarán las frutas (¡cuan feliz para ti!). Regáñelas para que coman todo hasta hartar.

Por favor, no les des ensaladas crudas, pues ello los fortalecerá en gran manera. Si las piden, cocina las verduras hasta apagar toda chispa de vida en ellas, o sea hasta que todas las enzimas sean destruidas, y las vitaminas preciosas y los minerales sean perdidos. Hierve las verduras en mucha agua por mucho tiempo y no olvides de botar el agua. Mejor, tu puedes tomar un poco de esta agua o caldo en recompensa por tu trabajo fiel y duro, pero hazlo en secreto. Si ellos te ven tomando esta rica agua y hacen lo mismo, ellos van a recibir minerales valiosos y van a vivir más tiempo, lo cual es contrario a lo que tu deseas, ¿verdad? Asegúrate que helado, pasteles ricos, chocolate, café, etc., sean suplidos liberalmente, de otro modo no estás haciendo un buen trabajo. Esto es un negocio serio. Los dulces, chips, curls, doritos, etc., nunca deben faltar. Prueba sus habilidades, anímales hasta que coman en exceso. Da a los niños dinero adecuado para comprar estas comidas dañinas. Te considerarán la mejor madre del mundo. ¡Y qué descanso, paz y tranquilidad tendrás después! Vale la pena.

Si te impacientas por conseguir resultados rápidos, regáñalos bien durante las horas de comer, tan frecuente como sea posible. Esto provocará malas digestiones, debilitando aun más la salud. Para una destrucción más rápida y segura he aquí otro gran secreto: que la comida de la tarde sea la más **pesada** del día, en lugar de la más liviana. Que coman tarde y se acuesten tarde. ¿Cómo lograr eso? Usa tu imaginación. Que miren la televisión o algo. El alcohol y vino deben ser siempre okay, dale a tu esposo cigarrillos para que se relaje.

Por ahora debes estar esperando **resultados**. Compra un vestido negro para el funeral, o un vestido color rojo si prefieres para celebrar tu éxito. Tiéntale a tu marido a excesos de noche, no digas "NO" nunca. Es menester debilitarle ¿verdad? Han dicho que él hasta es mujeriego, ¿verdad? y está siendo infiel contigo, ¿No? Pónle a ese sin vergüenza a descansar. Los niños rebeldes le seguirán un poco después.

8

Y hablando de descanso, dulce, perpetuo descanso, ¡cuán buenas esas palabras! Ve en tu imaginación las letras R.I.P. — (Rest En Peace--descana en paz en inglés). Y a propósito espero que no seas supersticiosa. Pues si lo es, a lo mejor te estás preguntando, si tus queridos pueden regresar como fantasma, espíritu, duende o algo así para molestarte. Yo te aseguro que no necesitas preocuparte de tal cosa. Cualquier estudiante decente de la Biblia te dirá que eso no puede ocurrir. Afortunadamente, leo mi Biblia de vez en cuando y recuerdo un poco de cuando asistía la iglesia. Te explico brevemente, citando el texto bíblico para que puedas seguir con tu importante obra sin tener ningunas temores o preocupaciones. Dice: "Porque los que viven saben que han de morir, más los muertos nada saben, ni tienen más paga; porque su memoria es puesta en olvido. También su amor, y su odio y su envidia, fenecieron ya; ni tienen más parte en el siglo, en todo lo que se hace debajo del sol." Eclesiastés capítulo 9, versos 5-6. Véase el apéndice si quiere más explicación.

Pues ahora sabes que al terminar de matar a tus queridos, no pueden regresar para molestarte. A tu trabajo serio entonces (matar a esos ingratos que se llaman tu familia). Y no te preocupes tampoco de los malos ángeles caídos. — A ellos les gusta lo que estás haciendo a tus queridos, así que no te molestarán tampoco.

¿Qué hacemos ahora? Perdimos un poco de tiempo con esa digresión, ¿Cómo podemos redimirlo? Hagamos una bebida de leche ("milk-shake" en inglés o "egg nog")si quieres. Los ingredientes deben ser potentes (si sabes lo que quiero decir). Nos hace falta colesterol, grasa saturada, químicas, aditivos, antibióticas, etc. He aquí los ingredientes con qué empezar: algunos huevos, leche (que sea pasteurizada, pues eso matará las enzimas, impedirá la digestión y cargará al sistema con químicas tóxicas. Echale pimienta negra, etc. Sé generosa con el cianuro — ¿dije cianuro? No, realmente quiero decir azúcar blanco. No te preocupes, usa el azúcar, conseguirás los mismos resultados, sólo es cuestión de un poco tiempo más. Si usas el cianuro mortífero, la policía te buscará en pocas horas y te reportarán en las noticias. Por eso no te impacientes para perder la cabeza. Los sabios antiguos dicen que "la paciencia es virtud". Que brille entonces tu virtud. Usa el azúcar blanco junto con algunos dulces artificiales y engañarás con astucia al mismo Sherlock Holmes o cualquier grande detective de renombre. El secreto es la persistencia paciente.

Tu trabajo duro dará fruto — probablemente hasta tendrás un nuevo esposo por tu dedicación al deber, uno que no sea tan glotón y tan poco apreciativo. Echa un poco más de azúcar al pensar con cuanta frecuencia él olvida tus aniversarios de boda y tus cumpleaños. La venganza es dulce ¿verdad? Pon a un lado un poco de esa potente bebida "milk shake" para convertir se en helado. Un bistec "rare done" — más crudo que cocido — debe ser excelente para la cena. — finalmente estás captando la idea. ¡Qué bueno para ti!

No te desanimes. Algunos pueden tener una constitución fuerte que resista un poco más tiempo antes de descomponerse. Sé persistente, recuerda el refrán dice, "los que renuncian su blanco nunca ganan". Cuando empiecen a quejarse de dolores de estómago, dolores de cabeza, dolores aquí, y dolores allá, dolores por todas partes, no vaciles en darles drogas de prescripción o drogas comerciales. No emplees las hierbas naturales, no las toques para nada. Si te las piden, diles que tu no tienes confianza en esos doctores poco educados que se llaman doctores naturistas, y que para ti son charlatanes e impostores. Además, ¿a quién le gustan esas medicinas tan amargas y de apariencias sucias que ellos preparan?

De nuevo, no abandones tu propósito. Los sabios antiguos te tenían en mente al decir: "el éxito no es una ocurrencia, sino un resultado...es hacer en lugar de dudar y trabajar duro en lugar de sólo desear". Manténte a tu trabajo: mátales con comidas, poco a poco mientras que ellos te siguen alabando como una cocinera excelente. No vas a fracasar. No, pronto, si pronto el éxito será tuyo. Y sabes la mejor parte, la policía nunca sospechará nada, — nadita. No olvides de llorar mucho a su muerte. Hasta haz preguntas desesperadas, ¿por qué Dios, por qué has quitado a mi querido? Llora y clama que esto no es justo, etc. Haz un buen trabajo para con tus queridos y ninguno, nadie, excepto el buen Señor, sabrá jamás que tu los mataste — tu misma — con la comida.

(GEMA DE SALUD# 1)

LAS VERDADERAS CAUSAS DE LAS ENFERMEDADES

¿Sabía usted que aunque haya miles de enfermedades hoy día, que las causas básicas de estas enfermedades son sorprendentemente pocas. Abarcan las tensiones emocionales, mentales y físicas, los abusos y excesos de una vida artificial. Más específicamente estos factores son como siguen:

1. La alimentación defectuosa, como en la complacencia de las comidas muy estimulantes y dañinas. Los alimentos refinados, procesados y fragmentados como el azúcar blanco, la harina blanca, el arroz blanco, o los alimentos que han sido despojados de sus preciosos nutrientes y reemplazados con sustitutos y aditivos tóxicos. Las proteínas animales y grasas saturadas son también una fuente no sospechada, pero fructífera para provocar enfermedades.

2. Las toxinas y factores contaminantes en el aire, en el agua y especialmente en las comidas que ingerimos en nuestros cuerpos.

3. La sobre estimulación o la complacencia en exceso en el comer, en la búsqueda de placeres, en el sexo, el trabajo, etc., sin descanso adecuado.

4. Falta de ejercicios y la pobre eliminación de toxinas del sistema.

Estos factores con tiempo provocan profundas alteraciones metabólicas y bioquímicas y debilitan el sistema inmune. Es en esta condición que los gérmenes oportunistas de enfermedades vencen las debilitadas defensas del cuerpo y se establecen en el sistema.

11

No sean engañados queridos amigos. Las causas y ocurrencias extensas de las enfermedades no son místicas e inexplicables, como el sistema médico en su propio interés financiero da a entender. La bacteria y el virus no son la causa primaria de la enfermedad. Ellos entran en el cuadro como resultado de nuestros hábitos auto-destructivos y decadentes de vivir y de comer. La función de estas bacterias es para ayudar a regresar a la tierra, o reciclar a los organismos que se están poniendo o ya se han hecho no aptos para vivir.

Por esta razón queridos, eliminen estos factores y hábitos destructivos de salud de su vida y con la causa quitada, la naturaleza restaurará rápidamente el milagro de la salud. No porque realicemos una cura, sino porque con la causa quitada lógicamente se ha quitado la razón por la existencia de la enfermedad. Como resultado el problema de la enfermedad desaparece y la salud queda restaurada.

((GEMA DE SALUD# 2)

UN AMIGO MAL ENTENDIDO

¿Sabía usted que lo que llamamos comúnmente "la enfermedad", es realmente una reacción auto-defensiva y amistosa de nuestro cuerpo"? Es un esfuerzo para proteger el sistema; una forma de protestar en contra de los abusos de las leyes de la naturaleza, a los cuales abusos hemos estado sujetando a nuestros cuerpos.

De hecho, sin el dolor para advertirnos que existe un problema grave, nos dañaremos o nos lastimaremos terriblemente y hasta fatalmente. Por ejemplo, piense en alguien que pone su mano accidentalmente sobre algo muy caliente, o que pisa sobre algo muy agudo como un clavo sin sentir ningún dolor, ¿qué pasaría a su mano o su pie si el dolor no agarra la atención y estimula un reflejo para quitarla del objeto caliente? De este modo el dolor es realmente una reacción defensiva **amistosa** del cuerpo.

De igual modo, el dolor, la fiebre, las diarreas, la falta de apetito, la fatiga y otros síntomas semejantes que llamamos "enfermedad" son sólo esfuerzos de la naturaleza para deshacer los terribles efectos de las tensiones y toxinas que forzamos sobre el cuerpo. Es un esfuerzo de la naturaleza para restaurar condiciones más sanas. El dolor es designado para agarrar nuestra atención y conseguir nuestra cooperación mientras que el cuerpo hace esfuerzos para restaurar las condiciones más favorables para la salud.

Pero en nuestra ignorancia, ¿de qué forma reaccionamos generalmente? Nos ponemos alarmados y buscamos suprimir estas manifestaciones. Nos apresuramos a conseguir alguna **droga** para quitar la gripe. Buscamos reducir la fiebre y queremos obligar a comer a alguien que no tenga apetito.

¡Pobres seres humanos! ¿cuándo aprenderán? ¿Sabe que mediante la gripe el cuerpo expulsa muchas toxinas y flemas mucosas? ¿Sabe que durante una fiebre (con tal que no sea sumamente alta), la fiebre ayuda a las defensas del cuerpo en contra de una infección?, y ¿sabe que un ayuno de vez en cuando (pasar por alto algunas comidas) fortalece al sistema con tal que tome suficiente agua y/o jugos naturales? ¿Han observado ustedes que cuando los animales están enfermos (perros, gatos, leones, tigres) que instintivamente **dejan de comer** por algún tiempo, y tratan de comer hierbas. ¿Seremos nosotros menos inteligentes que los animales mudos?

Pobre seres humanos, en lugar de ayudar a la naturaleza, suprimimos estos síntomas. De esta forma logramos obstaculizar o suprimir las defensas del cuerpo y como resultado echamos el cimiento para condiciones degenerativas más crónicas y arraigadas como: artritis, alta presión, tumores, arteriosclerosis, etc. Ahora al terminar esta gema permítame chocarle al decir en el idioma del Dr. Paavo Airola, que sin duda "necesitamos la enfermedad para conservar la salud". A este punto no debe ser difícil de comprender esta enigma. Ahora, ¿qué es lo que hemos aprendido? No se debe suprimir las reacciones auto-defensivas y que buscan restaurar la salud del cuerpo con las drogas a causa de la ignorancia. En lugar de ello, cooperemos con la naturaleza, por medio de regímenes alimenticios de frutas y verduras frescas, con las hierbas naturales y con ayunos ocasionales y gozaremos de mucha mejor salud.

(GEMA DE SALUD# 3)

¿SON LAS DROGAS LA RESPUESTA?

¿Sabía usted que las drogas nunca **curan** la enfermedad? No, de ninguna manera la curan. Con frecuencia matan las bacterias y los virus, pero también envenenan, debilitan y matan a muchas células sanas en el cuerpo. Quitando o cambiando los síntomas de una enfermedad, no cura esa enfermedad mientras que la causa queda. No sea engañado querido amigo. En realidad, excepto en emergencias o traumas severas, las drogas causan mucho más daño al cuerpo y mucho más estrés que las condiciones que son destinadas a corregir.

Se encuentran miles de personas cada año en nuestros hospitales con enfermedades principalmente causadas por las drogas. Tomemos el caso de la aspirina por ejemplo, tiene un nombre químico menos familiarizado de ácido acetylsalicílico, que es usado especialmente por millones con artritis y por otras personas con otras dolencias. La popularidad de la aspirina se basa sobre el hecho de que reduce el dolor, y así ayuda a sus clientes (consumidores) a sentirse mejor. Más aun, es barata, es fácilmente accesible sin prescripción, y se considera extensamente como una droga no aditiva y aún inofensiva.

Resulta interesante que aunque considerada como no adictiva, ha llegado a ser un remedio perene para el artritis, y se usa en cantidades progresivamente largas hasta que las personas llegan a ser virtualmente dependientes de la droga. Efectivamente millones de libras de aspirinas se venden anualmente en los Estados Unidos de las cuales los que sufren

14

de artritis usan un porcentaje largo. Según el journal de la Asociación Médica Americana, aún tan lejos, como en Nov. 15, 1947, se sabía que la aspirina, incluso muchas otras drogas patentadas que la contienen, puede envenenar severamente y provocar cambios patológicos en el celebro, el hígado y los riñones. El uso por largo tiempo de la aspirina puede deprimir la velocidad de la producción de anti-cuerpos del organismo y así debilitar la máquina sanadora del cuerpo.

Se ha descubierto que aún en una dosis muy pequeña, la aspirina pueden causar debilidad del corazón con una velocidad de pulso excesivo, con hinchazones de edema de las membranas mocosas, con pulsaciones irregulares y a veces la albuminaría. Además de estos efectos tóxicos, la aspirina tiende a promover hemorragias, delirios, inquietud y confusión y según la investigación científica se sabe que destruye vitaminas en el sistema. La aspirina ha sido culpable de la destrucción de largas cantidades de vitamina C en el cuerpo. Créelo amigos, la mayoría de estas drogas no son mejores, sino peores y de la forma más traicionera.

Entonces ¿por qué son tan populares las drogas en la medicina hoy? La respuesta es muy sencilla. El dinero, es decir la industria de drogas es un negocio de billones de dólares. Y puesto que el dinero tiende a corromper, debería uno ser sorprendido que la industria que maneja la enfermedad hoy día es muy corrupta, y ¿Piensa usted que una industria de enfermedad que es corrupta tiene más interés en la salud de usted que en su dinero — sus billones de dólares? Dejo esta pregunta para que decidan amigos, pero les aconsejo a preocuparse por su propia salud. Es necesario analizar cuidadosamente la información seleccionada dada sobre la media, o la radio y la televisión hoy día para ir más allá de la superficie.

De años de experiencia internacionalmente, como practicante de salud, yo sé que los casos más difíciles y frustrantes para que las personas se repongan de su salud, son cuando hayan usado medicaciones de drogas por mucho tiempo.

Sean sabios queridos amigos, aprendan los principios de la medicina natural. Yo personalmente me alejaría de las drogas como de una víbora venenosa. La nutrición es el sencillo factor que mayormente determina la salud. Término esta gema de salud con las palabras del gran padre de la medicina — Hipócrates: él dice, "Que el alimento sea tu medicina y tu medicina sea tu alimento." Las drogas sin duda alguna no son la respuesta a la salud.

¿Porque gastáis el dinero no en pan, y vuestro trabajo no en hartura? Oídme atentamente, y comed del bien, y deleitará vuestra alma con grosura... Isaías 55:2. Esto es consejo bueno y piadoso amigos. Sigan este consejo.

((GEMA DE SALUD# 4)

UN ALIMENTO ASESINO — PARTE I

¿Sabía usted que uno de los más populares alimentos hoy día es una comida asesina? ¿Y qué podría ser ese alimento? La respuesta es el azúcar blanco. Sin duda alguna ello es muy destructivo para la salud — es un alimento asesino. Asombrosamente, en largas cantidades el azúcar es aún más nocivo para la salud que las proteínas animales. Sobrecarga en gran manera al sistema de impurezas y así debilita el sistema inmune.

¿Pero como puede ser que algo tan dulce e inocente sea tan nocivo? Les ofrezco una cita del Pan América Diet Book, por G. W. Remsburg.

"El azúcar granulado o azúcar blanco es deficiente en sales orgánicos, y en nutrientes a causa del proceso de refinamiento, y cuando se ingiere en el cuerpo, descompone a las células para poder obtener y suplir la sangre con los elementos alcalinos necesarios para neutralizar el ácido carbónico que se forma por la oxidación del carbón del cual el azúcar es compuesto . El azúcar es casi puro carbón.

En realidad el azúcar hace más daño de lo que tengo tiempo para decir aquí. Provoca un exceso de acidez en el estómago. Despoja el sistema de minerales, trastorna el balance alcalino y llena el sistema de impurezas, haciendo la sangre más tóxica.

¿Entonces que se puede usar para endulzar? Use dulces naturales y no procesados y fragmentados, por ejemplo, miel, dátiles, pasas, etc. Los azúcares naturales encontrados en las frutas y verduras son de moléculas singulares o sencillas que son fácilmente digeridas y asimiladas por el cuerpo. Son buenos para nosotros. El azúcar que se usa comúnmente en la mesa, azúcar blanco (sucrosa) tiene una molécula doble que es muy difícil de descomponer. Irrita de una forma severa los intestinos y en esta forma los debilita. El azúcar crudo de caña es menos dañino que el azúcar blanco.

¿Entonces cuál es el punto para recordar hoy? Usen dulces naturales como miel, dátiles, pasas o cosas semejantes naturales. Y aléjense del azúcar blanco que es adictivo y no es menos traicionero que cualquier narcótico. Es una comida asesina.

- A propósito cuando es usada en moderación la miel es un alimento excelente, que ha sido usada por miles de años — en realidad desde tiempos bíblicos. No preste atención a los así llamados expertos que dicen que la miel no es buena.

- La miel es sedante, laxante, emoliente, bactericida, preservativa, es buena para los riñones, para quemaduras, para el orinar en cama, para los nervios, refriados, asma, sinusitis, actúa en contra de la anemia de nutrición y aumenta la retención de calcio en el sistema. En moderación es buena, úsela en lugar de esos dulces asesinos como el azúcar.

(GEMA DE SALUD# 5)

UN ALIMENTO ASESINO — PARTE II

¿Sabía usted, que aunque el azúcar blanco es muy peligroso para la salud, como se explicó en la parte I, que en los Estados Unidos hoy día que su uso promedio ha llegado al nivel peligrosísimo de 126 libras cada persona cada año? No solamente esto debilita el sistema inmune y despoja al cuerpo de minerales y vitaminas esenciales, sino también hace aún más daño. Aquí hay una cita del Dr. Felipe. M. Lovell, de la revista "Los Ángeles Times:"

"El azúcar comercial es representativo del último extremo en degeneración alimentaria. Para decir meramente que es un artículo de alimentación que roba y desnutre al sistema, es declarar menos de la realidad. El término "alimento" para referirse al azúcar, es ciertamente un nombre mal escogido. El azúcar es el producto más venenoso y dañoso en el régimen alimenticio de la nación con ningunas excepciones bajo todas las condiciones posibles."

"Estos hechos se visten de una importancia especial cuando se señala que más de 75% de los animales matados para el mercado son puercos. Por lo tanto, los productos de estas casas de matanza usados en el proceso para refinar el azúcar, son derivados del puerco".

Este último punto en relación a productos de puerco, se refiere al proceso de confeccionar el azúcar. En este proceso el albumen en la sangre de los casas de matanza es empleado para llevarse cualquier sustancia de proteína que se aferra al azúcar. El carbón llamado boneblack, o el carbón de animal se usa también (irónicamente) para purificar el azúcar. De este modo se sabe ahora que hasta productos de puercos son empleados en la preparación comercial del azúcar. Y algunos de ustedes hasta pensaban que eran buenos vegetarianos, ¿verdad?

La doctora Sandi Mitchell (PH. D.) en un artículo Llamado, *"El Azúcar, El Desastre Anti-natural De Nuestra Nación"* comparte lo siguiente:

"El azúcar actúa sobre los tejidos como una sustancia química, tales como un ácido o caustico. Un pedazo de carne cruda fue colocado en una fuerte solución de azúcar y pronto llegó a ser encogido de apariencia a causa de la abstracción de agua que el azúcar absorbe. Los dulces como el helado, pasteles etc, a causa de su contenido de azúcar, irritan la membrana mocosa del estómago, y de esta manera causan muchos problemas degenerativos."

Ahora al terminar, repetimos este buen consejo. Use dulces naturales como miel (especialmente la miel cruda), dátiles , pasas, ciruelas pasas, etc, pues éstos fomentan la buena salud. No use los sustitutos químicos del azúcar como saccarrin, aspartame, nutrasweet, etc., pues son dañinos. Y recuerda que el azúcar comercial es un alimento asesino. Evítelo como una droga peligrosa que técnicamente lo es en realidad.

(GEMA DE SALUD# 6)

UN LADRÓN DE LA BUENA SALUD

¿Sabía usted que hay un problema de salud aún más común que la gripa común, y uno que afecta a casi toda la raza humana. ¿Cuál es este problema? Es la constipación o el estreñimiento. El estreñimiento es cuando uno tiene menos evacuaciones que el número de comidas ingeridas diariamente — generalmente menos de dos o tres evacuaciones diarias, como todos los expertos de la salud natural lo dirán. La constipación es un asunto serio: es un ladrón de la buena salud. Los desechos dejados demasiado largo tiempo en el cuerpo, comunican una calidad tóxica a la sangre que circula estas impurezas tóxicas por todas partes del cuerpo — afectando cada órgano y cada célula. Se ha dicho con toda veracidad que la constipación crónica que causa la toxemia es la madre de casi toda enfermedad. El artritis, los tumores, y el cáncer son solamente unas pocas en esta lista interminable.

¿Cuáles son algunos síntomas comunes de la constipación? — aliento ofensivo, lengua llena de moco, dolor de espalda, dolor de cabeza, cerebro apagado, insomnio, depresión, falta de apetito y dolores frecuentes aquí y allá. Cuando los intestinos de los infantes se vacían de una forma irregular, ellos son frecuentemente miserables. Para evitar la constipación, necesitamos saber evitar las causas. La causa principal siendo una alimentación incorrecta: un régimen de comidas refinadas, procesadas y fragmentadas que faltan suficiente fibra la que se encuentra tan abundantemente en las frutas y verduras. Otras causas abarcan: falta de suficiente ejercicio, no tomando suficiente agua, (deshidratación), hipotiroidismo, hígado enfermo, etc. El comer en exceso provoca fermentación, gas y constipación. También el descuidar con frecuencia las llamadas de la naturaleza para ir al baño; el abuso de laxantes comerciales, la preocupación excesiva y constante, la ansiedad, el dolor y el nerviosismo igual como las proteínas animales (que provoca la

20

fermentación y la putrefacción y luego la toxemia), todas son causas comunes.

Otras causas culpan el uso de una variedad de artículos demasiado grande en una sola comida; el no masticar debidamente la comida, el sobre cocinar las comidas, el uso de comidas que son demasiado concentradas, igual como el uso de líquidos tales como: café, té y alcohol que causan estreñimiento. Tomar líquidos junto con las comidas y comer alimentos demasiado líquidos son factores que contribuyen a la condición. Todas estas causas tienen que quitarse antes que la constipación crónica pueda ser vencida — especialmente una mala alimentación y falta de ejercicio.

Los alimentos que combaten la constipación incluyen higos, dátiles, pasas, ciruelas — las frutas y verduras en general — especialmente los alimentos altos en fibras. La comida cruda, los granos enteros, las semillas y nueces crudas y especialmente los germinados son altamente recomendados.

No usen los laxantes comerciales, pues hacen daño. Los laxantes hierbales buenos abarcan cascara sagrada, diente de león, mandrágora, olmo americano (slippery elm), jengibre, linaza, etc. Consulta cualquier buen libro de hierbas como *"Plantas Medicinales"*, por Carlos Kozel o el libro "Back to Edén."por Jethro Kloss, para detalles.

Un baño diario igual como una copa de agua limonada tibia, sin azúcar al levantarse por la mañana, combate el estreñimiento. Mantenga limpios su colón para tener buena salud y para vencer a este ladrón de la buena salud. (GEMA DE SALUD# 7)

CRUDOS O COCIDOS, ¿CUÁL ES PREFERIBLE?

¿Sabía usted que los alimentos crudos se digieren más rápido y son superiores a los alimentos cocidos? ¿Y que los seres humanos son las únicas criaturas en toda la naturaleza que destruyen su comida antes de comerla? Por consiguiente, sólo los humanos necesitan tantos hospitales y clínicas de salud.

Mientras que el cocinar hace más suave y sabrosa la comida para nuestro apetito (el cual es generalmente pervertido), destruye las vitaminas, enzimas y minerales y produce más desechos ácidos en el sistema. La mayoría de los alimentos son cocinados solamente a causa de la **tradición**. Los granos pueden ser más provechosos cocinados, pero en realidad hasta los más de los granos pueden remojarse de la noche a la mañana y ser usados no cocidos con un poco de leche de soya o leche de almendra o algo semejante. Esto puede parecer revolucionario, pero es una realidad que fomenta buena salud.

Como ejemplo, aquí hay algunas notables estadísticas compartidas por el Doctor Pavo Airola, descubiertas en el instituto famoso mundialmente llamado Max Plank Institute en Alemania:

1. Las proteínas vegetales son superiores en valor biológico a las proteínas animales. Por ejemplo, las proteínas en las papas son biológicamente superiores a las proteínas de la carne, los huevos o la leche.

2. Las proteínas crudas tienen un valor biológico superior a las proteínas cocidas. Sólo se necesita la mitad de la cantidad de proteínas si se ingiere proteínas vegetales crudas en lugar de proteínas animales cocinadas.

En entre 70 y 80% de su dieta debe consistir en alimentos naturales crudos o muy levemente cocinados. Si padece de cualquier enfermedad

Dr. Errol Stanford

grave emplee 90 a 100% de comidas no cocinadas por algunos meses, para reponerse de una forma más rápida y cierta. Empiece con pequeñas cantidades si no está acostumbrado, luego gradual pero persistentemente aumente la cantidad hasta llegar al nivel deseado.

Los alimentos crudos son altamente limpiadores y terapéuticos. Conservan la estructura bioquímica de los ácidos aminos (proteínas) y las ácidas grasas que facilitan la digestión. El cocinar, por otra parte, cambia estos alimentos químicamente, obstaculiza su digestión y produce más desechos.

Usando las habas, los granos, y las semillas en forma de germinados es una forma excelente de usar granos crudos con tremendo beneficio para el sistema. Las personas que viven en países tropicales pueden ciertas veces del año comer casi 100% de alimentos crudos con gran beneficio para la salud. Esto puede ser no siempre posible para los que viven en los climas fríos a menos que tengan buen conocimiento de la nutrición y de la salud natural.

Ahora, ¿cuál es el punto que debemos recordar hoy? Coma muchos alimentos crudos; mastíquelos a fondo y disfrute de un tremendo mejoramiento de salud. Un gran educador y nutricionista ha dicho: "Por regla general, si algo puede comerse crudo, raras veces debe ser cocinado." (**Gema de salud # 8**)

CONSIDÉRELO BIEN

¿Sabía que de todas las incontables criaturas que viven en el planeta tierra, que sólo el hombre **destruye** su comida con calor y químicos antes de comerla? ¿Y por eso, el hombre es el único que necesita tantos **hospitales**?

23

MI MADRASTRA CRUEL

La gente dice que ella es mi madre pero no lo creo: eso nunca puede ser. Ella jamás podría ser mi verdadera madre. Lo mantengo firmemente hasta este día. Tiene que ser mi madrastra. Ninguna madre verdadera maltrataría a su hijo tan cruelmente. Ella debió haberme adoptado en un día desgraciado. Yo prefiero llamarle mi madrastra — mi madrastra cruel.

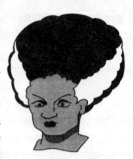

Ahora permítame explicar y al terminar usted va a poder reconocer a mi terrible madrastra aunque a menudo se disfrace bajo diferentes rostros. En realidad mi nombre es (estómago) no un nombre muy destacado yo admito, pero yo trabajo muy duro para mi ingrata guardián. Sin mi su vida sería imposible, pero ¿considera ella esto para tratarme bien? Lamentablemente, no, no.

Al despertarse por la mañana en lugar de darme agua o té limonada calentita y sin azúcar, con un poco de miel si quiere (lo cual me refrescará y me dará un buen comienzo para mi día), ella me da alguna bebida sucia pero popular llamada café. ¡Realmente no podría yo comenzar a decirle lo terrible y dañina que es esa sustancia! Lo que esta bebida hace a mi y a mis hermanos y amigos órganos, es aun peor. Nos excita los pobres nervios, luego correspondientemente los deprime después que los efectos de la droga cafeína son agotados. ¿Será sorprendete entonces que mí madrastra es una persona muy nerviosa?

Me debilita a me aun antes de que mi tarea diaria empiece. También irrita y da estrés a mi hermano Corazón. Mientras que la bebida de café tan sucia en apariencia le hace sentir mejor a ella, en realidad me hace a mí miserable. Y porque no me gusta quejarme tan temprano por la mañana, ella piensa que todo anda bien. Oh a veces cuanto yo anhelo que se vendiera el buen sentido común en los supermercados. Pero, lamentablemente, no lo venden.

¿Ahora qué según mi madrasta, es un desayuno decente? ¿Será algún buen cereal (hecho en casa de granos integrales) con pan integral tostado, con frutas o verduras y preferiblemente con alguna crema o leche de nueces o leche de soya? ¡O no, no, de ninguna manera! Uno pensaría que con un certificado de Maestría en Educación ella sería más inteligente o más alumbrada, pero de hecho no es así. Pero ¿por qué ella sería bondadosa para conmigo cuando en realidad no es mi mamá verdadera? Por consiguiente, para desayuno, ella me da algunos huevos (de dudoso olor), con fuertes especias, sal, pimienta negra, vinagre y mostaza y todos nadando en mantequilla y aceite. Luego sirve esto con pan blanco, mayonesa y jamón. ¡Ay lo cruel que es mi madrastra! Todos mi enemigos acérrimos están presentes en el desayuno.

La segunda comida de mi madrastra empieza alrededor de las 9 de la mañana y termina a las 5 de la tarde justamente a tiempo para preparar la cena. (A propósito yo le llamo Mildred) ¡Muchacho, que mujer tan inhumana! Cada rato ella está comiendo algo. Nunca trabajara esclavo más duro que la forma que me hace trabajar. Mildred es tan cruel que uno pensaría que es líder de alguna ganga, pero no, ella va a la iglesia, y va allí regularmente también. Efectivamente ella se llama diaconisa. De hecho, en secreto yo lo dudo — una diaconisa de veras sería más templada y no tan glotona.

En la iglesia había un viejo ministro que solía predicar y decir que los glotones acabarían en el infierno, y que el cuerpo humano es el templo de Dios. No le amaban mucha gente a este predicador. Por lo menos a Mildred le caía muy mal. Ella prefiere mucho al nuevo ministro que predica que "el reino de Dios no es carne y bebida sino gozo en el

Espíritu" (o sea, para el reino de Dios no importa lo que coma o beba) aunque este nueve ministro se parezca a una mujer de 6 meses de encinta.

Como ya sabemos, a cada rato Mildred está comiendo. Hoy día en este país, hablan mucho de abuso de niños, en mi opinión, deberían tener una ley en contra del abuso de estómago. El único problema en ese caso sería que casi toda la población Americana tendría que ser arrestada y echada en la cárcel.

Mi capacidad promedio es como una pinta y media (3/4 de un litro). Yo hago mi trabajo mejor cuando hay un poco de espacio libre, pues mis músculos deben moverse constantemente amasando la comida para que se mezcle bien con mis enzimas y jugos digestivos. Pero mi inconsiderada madrastra come y come y come hasta que yo me sienta como un oso lleno de pasto. A menudo me siento paralizado ¿los resultados? Fermentación, irritación, gas, indigestión, constipación, y acidez estomacal. Mildred tiene una pariente llamada Hermana 'Tell-The-Truth' (Decir-La-Verdad), ella dijo a Mildred que tiene un problema de mal aliento. ¡Ay cómo se ofendió Mildred! pero en lugar de tratarme mejor, ella sigue culpando a todos los gérmenes, bacteria, virus y contaminantes del aire y especialmente los de las grandes ciudades.

Con todas las malas combinaciones de alimentos, las especias dañinas, los azúcares refinados, el vinagre, la mostaza, los preservativos, se pensaría que mi madrastra comprendería porque yo me pongo enfermo. El sentido común le hubiera dicho a Mildred que se imponga un corto ayuno o mejor aun, someterse a un régimen de frutas unos pocos días para dar a mis sobrecargados tejidos una oportunidad para reparar sus heridas y quitar las toxinas debilitantes. Cuando yo padezco como resultado de su glotonería, en lugar de darme un poco de carbón (el mejor amigo cuando uno tiene venenos estomacales con fermentación y gas), o alguna buena hierba estomacal como el ajenjo, la angélica, el goldenseal, el hinojo, el ajo, o la hierbabuena (todos mis buenos amigos), ella me da algunas mezclas químicas peligrosas y terribles que destruyen la salud. Pienso que ella los llama antiácidos. Yo pienso que debería llamarse ácidos diabólicos porque estoy seguro que el diablo los inventó para hacer tanto daño al sistema.

Creadme amigos, Mildred mi madrastra no sólo es cruel, pero a veces ella es notablemente insensata o como dicen en inglés muy "dumb" (muda). Permitame explicar. Es verídico que Mildred tiene un problema de mal aliento, sólo se está poniendo peor. Sin sorpresa pues, ella siempre está estreñida. Tiene una evacuación cado dos o tres días. La razón es que su dieta es demasiado refinada y procesada, y demasiado rica en proteínas y grasas animales. Luego ella lava toda la comida con soda, coca cola y bebidas semejantes. Como resultado yo me pongo enfermo y hay mucha fermentación y gas. Cada siete a diez horas yo paso la comida a mi hermana los intestinos y mi hermano Colon. Si el régimen de Mildred fuera más saludable y rico en buenas ensaladas crudas, la comida pasaría en tres a cinco horas en lugar de siete a diez. Pobre hermano Colon ¡Él está en una condición horrible! - es en él donde la putrefacción realmente ocurre en serio.

El colon de Mildred es terrible. ¡Hablar de putrefacción y gas! ¿Sería ella un candidato para cáncer del colon? Cuando Mildred expulsa gas todas las personas desaparecen por 15 minutos completos. De hecho hasta creo que el zorrillo mofa se escaparía si se encontrara allí. Su mal régimen ha destruido casi toda la buena flora intestinal (la bacteria acidófila) que ayuda en la digestión de la comida y la producción de vitaminas como la vitamina B_{12}. Consiguientemente, sólo hay bacteria de putrefacción — billones de malas bacterias en su colon. En realidad, cuanto más florecen las malas, tanto más vencen y quitan a las bacterias buenas ¡Qué ciclo tan vicioso!

Pobre hermano Colon yo tengo compasión de él: a veces tiene olor de sumidero. Cuando Mildred habla a la gente, a menudo toman un paso para atrás. ¿Pero piensa que ella comprenda la razón y hable menos? ¿Piensa que ella trate a mí a mi hermano Colon de una forma mejor? ¡No pierda su pensamiento! ¡Pobre Mildred tan falta de inteligencia! En lugar de dar a mi hermano Colon un tratamiento de algunas buenas tisanas hierbales como ajenjo y cascara sagrada, linaza, hierbabuena por unas dos semanas o de otra hierba conveniente para el colon, ella siempre está malgastando su dinero para comprar desodorantes y lisol para el aire y para su boca. La peor parte es que ella dice que tiene una maestría. A veces digo para mi (igual como su pariente Guyanesa suele decir) ¡Mira hasta punto se ha rebajado la calificación de maestría!.

Pero secretamente yo no creo que ella la tenga. Alguien con tanta calificación sabría que esos gases de putrefacción y de feo olor pasan por difusión del colon a la sangre y de allí son llevados por todas partes del cuerpo. De los pulmones estos gases escapan cuando habla — allí el mal olor. Mildred todavía no comprende la causa de su mal aliento (halitosis). Todavía se aferra a la teoría anticuada de Luis Pasteur que los gérmenes son causas de todos los problemas de salud. Así que mi madrastra culpa a los gérmenes del aire por su problema, si tan sólo tuviera la valentía yo le diría que echara fuera su maestría y que tomara lecciones de sentido común de los animales inferiores —la vaca, por ejemplo.

Ahora por favor no piense que yo soy una persona criticona. No, en realidad no lo soy. Yo tengo mucho respeto por la vaca. De veras lo tengo. A veces hasta pienso que para mi hubiera sido mejor ser el estómago de una vaca, pues la vaca mastica cabalmente su comida, pero ¿ mi madrastra? — Es demasiado mezquina para masticar detenidamente y tratarme bien. Me hace el trabajo tanto más duro al tragar pedazos tan gruesos y tan rápidos que yo clamo por misericordia. ¿Se preocupa ella? A veces me asombro de que ella no se ahogue con la comida. Parece tan sólo inhalar la comida.

Varias veces me he preguntado ¿por qué mi madrastra me escogió a mi para la adopción? ¿Por qué a mi? ¿Por qué no me adoptó alguna persona inteligente y balanceada — algún hombre o mujer que tema a Dios? Pero realmente no quiero ser rebelde en la faz del omnisapiente Dios. Tengo que aceptar mi destino, pero si, muchas veces anhelo que Mildred leyera algunos buenos libros de salud y nutrición y aprenda a cuidar su cuerpo. Pobre Mildred, ni sabe como cocinar debidamente para no destruir los nutrientes de la comida. Pero con todo, ¡está tomando lecciones y clases de Inglés, Francés y de música.¡Ay, quien diera que leyera algún buen libro de salud — como, por ejemplo, "*Guía de Medicina Natural*", *por Carlos Kozel, o* "La cuña de entrada — Génesis de dieta y salud". Este último, por ejemplo en la pág. 41 y 42, tiene dos párrafos que explicarán su problema de mal aliento. Yo citaré sólo dos párrafos para apoyar mi punto.

"Supongamos que a Ud. le sobra un poquito de alimento en el plato durante el desayuno, y en el almuerzo le añade un poco al sobrante, pero no se lo come todo, y repite lo mismo vez tras vez, día tras día. ¿Se puede imaginar el olor y apariencia de ese plato de comida al cabo de varios días? Sin embargo una persona que come entre comidas, que come antes que la comida previamente ingerida salga del estómago, está inconscientemente, creando una condición análoga.

"Al no dar al estómago la oportunidad de vaciarse de una comida a la próxima, éste se ve obligado a producir gases y toxinas, siendo así que la pequeña cantidad de energía que se produce de los alimentos, el sistema se ve obligado a usar para eliminar los productos nocivos. En lugar de comer entre comidas, irrigue su estómago con agua pura y fresca. Promueva un apetito saludable y provechoso para la próxima hora de comida. Además, si después de un período de tiempo razonable el alimento ingerido no ha abandonado el estómago, en lugar de volver a comer porque se ha llegado la hora de comer nuevamente o por un sentido irreal de hambre, continúe tomando agua tibia hasta que su estómago se sienta liviano y su apetito estimulado. Los hábitos correctos en el comer aumentan la billetera, promueven la buena salud, aumentan la energía, endulzan el aliento, y desarrollan la amistad. Y toda esa ganancia sin tener que invertir!"

Pero ¡ay! a mi madrastra no le gustan buenos libros como éste! Los considera aburridos. Dice que le hacen sentir culpable. Prefiere a los libros clásicos y le gusta leer de la situación política en el Medio Oriente. Eso es, por supuesto, fuera de sus horas de televisión.

Unos libros enteros pueden escribirse acerca de mi madrastra Mildred. No hay dudas que serán biografías verídicas e interesantes. Creo que hasta van a ser bestsellers, (libros que se venden por millones). Permítame compartir un sólo pedazo de información más sobre Mildred, que sería un punto destacado en su biografía. Puede llamarlo un testimonio si quiere, pero usted podría aprender una lección de ello de todos modos. Yo aprendí una lección también. Aprendí mediante una dolorosa lección que nunca debería yo burlarme de Mildred. Ella es terriblemente vengativa.

Permítame explicar. Mildred tiene un problema de obesidad — esto no es sorprendente, considerando la forma en que come. Ahora habiendo encontrado este nuevo novio prospectiva, ella decidió perder un poco de peso. Sucedió que Mildred tenía una balanza en casa y no sabía que estaba defectuosa. Mostraba como 8-10 libras menos de lo correcto. Mildred amaba esa balanza. Un día sin embargo, justamente al tiempo cuando ella encontró al nuevo novio, la balanza dejó de funcionar completamente. Se vio obligada a comprar una balanza nueva. Mildred pensaba que la nueva balanza fue defectuosa y ella la volvió a cambiar a la tienda. Cuando de nuevo, y con un poco de miedo, ella se puso sobre la nueva balanza, se encolerizó mucho hasta tal punto que arrojó la balanza a través de la ventana sobre el pavimento de afuera donde cayó como un trueno y quebrándose en mil pedazos. Muchacho, yo me reí, me reí, y volví a reírme. Pensaba que me iba a morir de risa. Me pareció divertido — muy divertido.

Desgraciadamente, pareció que mi madrastra me escuchó riéndome y decidió tomar venganza sobre mi. Invitó al pastor (que se llama) Pastor "Ama-Cenar" y preparó una grande olla de pasta Italiana, y luego realmente ella me la dio. Me puse a gemir y clamar. ¡Ay, cuanto yo gemía y gemía! Pero no me prestó ninguna atención. Lo que no sabía fue que lo peor todavía quedaba por venir. Le digo amigos con toda sinceridad, que Mildred es terrible, es muy cruel.

30

¿Sabe lo que ella hizo después que su huésped saliera? La fiesta empezó de nuevo (una pesadilla para mi). Empezó totalmente de nuevo. La media olla de pasta que fue dejada para el otro día, según dijo al Pastor, la colocó en la mesa y con entusiasmo se puso a castigarme de nuevo. ¡Ay, ay!, yo no sabía que tal angustia existiera. Muchacho yo estaba en agonía por días. Es por esta razón, que nunca más me atrevería a reírme de Mildred. O no, no lo haría para nada. Mi madrastra es abusadora del estómago. Es cruel. ¿A propósito lo conoce usted? ¿Será de veras que ella lleva su rostro de vez en cuando? ¿Por qué tengo este sentimiento tan extraño de que Mildred es muy familiarizado para usted? ¡Hola Mildred!

(Discurso sobre la salud)

COMO TENER UN ESTÓMAGO FUERTE Y SANO

1. Empiece el día con un té de hierbas o con agua caliente con uno o más limones sin azúcar. Use un poco de miel si desea.

2, Coma a horas regulares. Tres comidas a diario deben ser el límite para personas normales. Para la mayoría de personas dos comidas al día resultarían mejor que tres, si tienen la valentía para probarlo, presto se convencerán.

3. Esparza sus comidas. Permita que cinco a seis horas medien entre las comidas. Nunca coma entre comidas. Cuando antes que termine su trabajo se pone más alimento en el estómago, fermentación, gas y pobre digestión y acidez estomacal resultan.

4. Tome agua (idealmente) entre 60 a 30 minutos antes o 1 ½ a 2 horas después de las comidas. Tomando líquidos con la comida, reduce la potencia de los jugos digestivos y provoca confusión y problemas en la tarea de digestión. Esto es una gran causa de

31

pobre digestión, fermentación y problemas intestinales en muchas personas.

5. No combine frutas crudas y verduras crudas en las mismas comidas. Necesitan diferentes combinaciones de enzimas. Prosiguiendo de otro modo, la digestión queda obstaculizada y muchas toxinas se producen. Evite más de dos o tres platos en la misma comida. A menudo hay guerra en el estómago proviniendo de las muchas combinaciones. Luego uno sufre terriblemente y produce gas y toxinas.

6. Los alimentos crudos, debidamente masticados, fomentan maravillosamente la salud del estómago. Son ricos en enzimas y son limpiadores y terapéuticas. Aumenta la tensión microeléctrica en las células y de este modo las fortalecen y rejuvenecen, aumentando su plazo de vida.

7. Los enemigos más implacables del estómago son los siguientes: el azúcar blanco (que pasa sin digerir a los pequeños intestinos después de irritar considerablemente a la membrana delicada), grasas saturadas o hidrogeneizadas , (el aceite crudo de olivo sobre la comida está bien), la pimienta negra, ricos pasteles y comida altamente sazonada, productos de animal, mostaza, vinagre (que destruye los glóbulos rojos) y otras especias y condimentos. Inflaman grandemente y debilitan las membranas delicadas.

8. El ajo, la cebolla, la anís, el hinojo, el jenjibre, la cayena, etc., ayuda la digestión. Las ensaladas crudas facilitan la digestión. El jugo de limón y ajo en combinación fomentan de una forma maravillosa la buena digestión. Úsalos liberalmente sólo, o en combinación.

9. Deja sin tocar los peligrosos antiácidos comerciales. Son cargados de aluminio que es tóxico en el sistema. Para la

indigestión usa entre 1-3 cucharadas de carbón, (El carbón activado es aun mejor) o cualquier otra buena hierba estomacal mencionado anteriormente.

10. Finalmente no coma si se siente ansioso, apresurado, tiene miedo o está cansado o agotado. La comida fermentará. El estómago trabaja de cerca con el cerebro y el sistema endocrina. Para un cerebro despejado, hay que tratar bien al estómago. Cuando el estómago está enfermo o miserable, afecta todo el cuerpo y a su genio o temperamento se le influye también. Coma las comidas más pesadas más temprano en el día. Las comidas de la tarde deben ser livianas. No deben ser pesadas. Las comidas pesadas ingeridas por la tarde frecuentemente provocan pesadillas y son peligrosas para la salud. Coma en un ambiente relajado y amistoso y la digestión proseguirá mejor. Trate bien tu estómago y ello le será un siervo fiel y trabajador para siempre.

CONSIDÉRELO BIEN

"Las proteínas en los alimentos crudos tienen un valor biológico superior a las proteínas cocidas. Sólo se necesita una mitad de las proteínas si se usa proteínas crudas vegetales en lugar de proteínas animales cocidas." Dr. P. Airola.

LAS BEBIDAS

¿Sabía usted que la mejor bebida es el agua? — el agua pura y limpia. El agua es la bebida que un Creador todopoderoso proveyó para todas las criaturas de la naturaleza. El agua del manantial es la mejor. Fallando en tomar entre 6 a 8 vasos de agua cada día es una causa principal de la constipación, causa de problemas de los riñones y de pobre salud en general en muchas personas.

Falta de suficiente agua causa que la sangre esté en una condición pobre y tóxica. La orina llega a ser demasiado concentrada y los riñones sufren. De hecho la eliminación de productos desechos del sistema se obstaculiza grandemente y cada órgano en el cuerpo sufre cuando no se toma suficiente agua en el sistema. Las piedras de la vesícula biliar y de los riñones se forma también más prestamente en le cuerpo sin suficiente agua.

¿Por qué no se debería tomar el agua u otras bebidas junto con las comidas? Porque diluye los jugos digestivos y provoca la fermentación, la acidez de estómago, pobre digestión y el estreñimiento. Las bebidas frías ingeridas con las comidas hacen aun más daño. El estómago trabaja mejor a cierta temperatura determinada que los líquidos fríos rebajan. Tome el agua o jugos (sin añadir azúcar) entre las comidas. No lave su comida con líquidos si desea buena salud. Este hábito es difícil de controlar pues por todas partes la gente toma con sus comidas y por todas partes la gente se enferma por violar las leyes de salud. Mastique cabalmente su comida, mezclándola a fondo con la saliva que es muy alcalina y esto fomenta la buena digestión.

Las personas que comen productos animales, las que usan mucha sal, medicamentos de droga, pimienta, especias fuertes y condimentos, necesitan considerablemente más agua para limpiar el sistema de estas sustancias nocivas. Las bebidas dañinas o nocivas incluyen el café, té, bebidas de cola, soda y cada bebida hecha con azúcar blanco o sustitutos químicos. El azúcar blanco es un artículo de alimentación muy destructivo para la salud. Muchos expertos están de acuerdo que es el alimento más destructivo de salud que se emplea hoy día. El café debilita seriamente al sistema nervioso y convierte a uno en un adicto que llega a ser una persona nerviosa con el tiempo. En lugar de usar el café, use bebidas o té hierbas endulzadas con un poco de miel. Por ejemplo, use: hierbabuena, manzanilla, hierba limón, trébol morado o un sin número de hierbas con propiedades medicinales que fortalecen la salud. Use también jugos de frutas o verduras sin añadir azúcar de caña. Y a propósito el agua de la mar es provechosa para la salud usada tanto interior como exteriormente.

¿Cuáles son los puntos claves para recordar? El agua y otros líquidos deben tomarse entre las comidas. Que pasen entre 30 a 60 minutos antes o 1½ — 2 horas después de comer, dependiendo de la eficacia de su digestión. Esto quiere decir que debería esperar más tiempo si su digestión es normalmente lenta. Mastique su comida plenamente; mezclela con la saliva y use tés tónicos hierbales como hierbabuena o trébol morado en lugar de café que es tan peligroso para la salud.

Nuevamente, evite como veneno las bebidas que contienen azúcar blanco. Tome de 6 a 8 vasos de agua diariamente. Evite el uso prolongado de agua de lluvia que es muerta no teniendo minerales. La razón es que, contrario a lo que dice algunos "expertos", el cuerpo puede absorber con beneficio algunos minerales encontrados en aguas naturales. Positivamente el agua limpia de las fuentes naturales es el agua mejor.

((GEMA DE SALUD # 9)

EL AGUA—LA REINA DE
LAS BEBIDAS

¿Sabía usted ...

1. ¿Qué uno puede vivir sólo 10 a 12 días al máximo sin agua aun cuando este en un lugar fresco?

2. ¿Qué aunque esté en el ártico o en el desierto, para utilizar el aire en sus pulmones el aire tiene que ser caliente e húmedo? El tomar suficiente agua facilita esto.

3. ¿Ingerir suficiente agua impide que su piel llegue a ser demasiado seca?

4. El agua es absolutamente esencial para eliminar las toxinas de su sistema. Tomando suficiente agua ayuda a proteger contra los cambios del clima y del tiempo.

5. El agua funciona como almohadilla entre los huesos y coyunturas así facilitando la locomoción o el movimiento del cuerpo.

6. El agua es un diurético natural, muy esencial para los riñones sobrecargados o enfermos.

7. ¿Ingiriendo suficiente agua ayuda a controlar infección del riñón al proteger contra excesiva concentración de la orina?

8. Usada tanto interior como exteriormente, el agua ayuda a controlar una fiebre y sus complicaciones?

9. Tomando suficiente agua ayuda a prevenir las enfermedades de piel en los niños?

10. Al tomar un vaso o dos de agua caliente al levantarse por la mañana se puede preparar el estómago y los jugos digestivos para una función mejor? Para énfasis repetimos que al añadir al jugo un limón tendrán mejores resultados, y que tomando un vaso o dos de agua como 35 a 40 minutos antes de la comida puede ayudar a controlar un apetito obstinado o ingobernable. **(GEMA DE SALUD# 10)**

HIDROTERAPIA— EL MILAGRO DEL AGUA

¿Sabía usted que uno de los agentes más poderosos para combatir la enfermedad y restaurar la salud es la hidroterapia. — el uso del agua caliente o fría para estos fines. De hecho, no hay otro agente ni droga que es tan eficaz como el agua. Por ejemplo:

▸ El agua es sedante. A diferencia de las drogas sedantes, puede reducir la acción del corazón y calmar el sistema nervioso sin ningunos efectos nocivos secundarios. No hay droga además que reduzca la temperatura del cuerpo tan rápido e eficazmente como el agua. Con un baño fresco o frío el pulso puede ser reducido de 40 a 20 latidos en pocos minutos. El calor puede reducirse también de una forma similar.

▸ El agua es anodina. Es decir reducirá el dolor y las sensibilidades nerviosas. Una fomentación de agua caliente nunca fracasa en aliviar el dolor. Un baño con agua tibia calma los nervios y combate el insomnio.

▸ El agua es astringente, el agua fría se usa a menudo para parar la hemorragia.

▶ El agua es un buen laxante. Tome entre 6 a 8 vasos de agua diario "entre comidas" para combatir la constipación.

▶ El agua es antiespasmódica. En las convulsiones el agua es muy eficaz.

▶ El agua es diaforética. Tibia o caliente el agua puede producir el sudor copioso.

▶ El agua es eliminadora, y es el más grande absorbente conocido. Es perfecto para disolver desechos tóxicos en el sistema en preparación para expulsarlos.

▶ Como alterativa el agua fortalece y promueve la salud, ni el mercurio ni cualquier otra droga puede compararse con el agua para estas cosas.

▶ Como estimulante, tónica, o derivativa, el uso de agua caliente o fría es maravillosamente eficaz. ¿No es realmente asombroso como las mejores cosas de la vida cuestan nada o poco? ¿No es notable como nuestro Creador amante colocó libremente los grandes agentes de salud: agua, aire y sol a la disposición de todas sus criaturas?

Confío queridos amigos que buscarán hacerse inteligentes en cuanto al uso eficaz del agua para fomentar la salud — la hidroterapia. Si tienen interés de tomar un curso de correspondencia sobre esto y otros temas puede contactar el Dr. Errol Stanford a Sunny Mountain School Natural Medicine P.O. Box 119 Mountaindale NY, 12763. Y recuerde tomar de 6 a 8 vasos de agua diario para prosperar y estar en buena salud.

(GEMA DE SALUD# 11)

ENFERMÁNDOSE PARA REPONERSE

¿Sabía usted que en la medicina natural que una crisis curativa frecuentemente ocurre en las y enfermedades crónicas y graves, antes que la restauración de salud completa pueda realizarse? ¿Qué es esto y por qué? Esta crisis curativa se refiere a la condición en la cual el paciente por un corto tiempo se siente peor antes que una cura completa se efectúe.

¿Pero cómo puede resultar esto? Una persona suele preguntarse. Ahora que estoy comiendo mejor y siguiendo estos programas de limpiamiento ¿Cómo es que me siento peor? La explicación en realidad es muy sencilla. Puesto que el ayuno, junto con los jugos naturales y las hierbas de limpiamiento son tan eficaces, y disuelven grandes cantidades de toxinas que han estado acumulándose y escondidas en el sistema. Estas toxinas disueltas son echadas en la corriente de sangre en el curso natural de las cosas en preparación para la eliminación del cuerpo.

Con tantas largas cantidades de desechos y toxinas en la corriente de sangre, los órganos responsables para la eliminación —los riñones, el hígado, los pulmones y la piel, llegan a ser sobrecargados y esto es lo que causa las manifestaciones de corta duración que se llaman la crisis curativa. La persona puede experimentar dolores de cabeza, problemas de la piel, gripe, fiebre, etc. Debidamente comprendido, sin embargo, no hay causa para alarmarse. Es realmente una buena señal. Significa que el cuerpo está respondiendo eficazmente a los programas de limpiamiento. Estas inconveniencias son temporarias y mejoramientos notables se harán observar pronto. Una forma de controlar la velocidad de limpiamiento y la intensidad de las reacciones limpiadoras, es tener, ayunos cortos e intermitentes en lugar de ayunar por un largo tiempo sin interrupción.

Debe recalcarse vez tras vez que toda curación verdadera procede de dentro del cuerpo mismo. Proviene de las fuerzas internas de la naturaleza. El papel del verdadero doctor es crear un ambiente conveniente o condiciones favorables para que se realice esto. Las drogas no proveen este ambiente congenial. Por regla general, echan venenos en el sistema y cambian las manifestaciones de la enfermedad de una forma para otra peor. Mientras que destruyen gérmenes también envenenan y destruyen las células del cuerpo. Las drogas nunca curan — no se engañen. En casos donde la curación se efectúa, la hace a pesar de la droga más bien que a causa de la droga. La medicina natural o biológica es lo que está en armonía con la naturaleza.

La gente tiene que ser inteligente en cuanto a estas cosas y no engañarse por la Mass Media propaganda convencional. La Naturaleza es el curandero verdadero — hay que cooperar con la naturaleza para disfrutar de la buena salud. Finalmente recuerde que con los remedios naturales *una crisis curativa* es una buena señal. El dolor temporario es una señal de que mejor salud está acercándose rápidamente.

(GEMA DE SALUD# 12)

CONSIDÉRELO BIEN

Tomando un vaso o dos de agua tibia al levantarse por las mañanas, se puede preparar el estómago y sus jugos digestivos para mejor digestión. Añade el jugo de un limón para mejores resultados. Tomando un vaso o dos de agua como de 35—40 minutos antes de comer puede ayudar a controlar un apetito rebelde.

DESCUBRIENDO LA MENTIRA

Dos curanderos vivían en un pueblo. El uno, doctor médico de una famosa escuela de medicina, el otro, un ciudadano ordinario, pero experto en la salud natural y la nutrición. Un día la señora Mala-Salud les visitó. ¿El diagnosis? Un tumor maligno en su riñón derecho. El doctor Cirujano-Famoso le explicó que ella podría vivir fácilmente con un sólo riñón, que la única forma de salvarle la vida sería sacar el órgano enfermo en una operación. El Señor Salud-Naturista, por otra parte persuadió a esta hija del Sentido Común para que siguiera otro proceder: o sea, que probara el programa naturista de él. ¿Resultado? En 6 meses la señora se veía como nueva con dos riñones perfectamente sanos y libres del tumor.

Ahora díganos Señor Sentido Común, ¿cuál de estos dos hombres, es el verdadero doctor? Uno que es brillante para quitarnos los órganos pero que no sabe como enseñarnos a conservarlos, o el que sabe cómo enseñarnos a conservar nuestros órganos sanos y restaurar la salud si se enferman? Pues, sabe la respuesta.

"¿ Pero qué si el Señor Salud Naturista sólo estudió dos años? ¿Qué, si él nunca asistió a ninguna escuela famosa "acreditada"? "Tanto más crédito para él", dice el Señor Sentido Común. "Si es experto para restaurar la salud; si es experto en en impedir las enfermedades, entonces él es el verdadero doctor. Puesto que este escenario se repite con frecuencia cada día en nuestro mundo, ¿Quién según su criterio es el verdadero charlatán aquí, Sr. Sentido Común?

"Bueno, con todo respeto al Médico Famoso-Cirujano, pido no responder a la pregunta."

¿Sabía que por demasiado largo tiempo nos han lavado el cerebro para que creamos que para sanar a los enfermos, (para ser doctor se necesitan muchos largos años de estudio. Cansadores años de estudiar bacteria y virus, insectos y sapos y, drogas, drogas, y más drogas. Y como si todo esto no bastara, también hay otros muchos libros pesadísmos con nombres de miríadas de enfermedades — nombres que se burlan de nuestros esfuerzos para pronunciarlos. Nos han hecho creer que sólo los hombres que son super brillantes, que han estudiado en las más famosas universidades pueden comprender y sanar con éxito a los enfermos. ¡¡Qué Monstruosa Mentira!! ¡¡Qué Mentirosos!! Esta es la gran mentira para descubrirse aquí, ¿Sabía usted que si uno es diligente en sus estudios y comprende los principios del naturismo que en dos años o menos (una persona ordinaria con buen sentido común puede aprender lo suficiente para poder restaurar la salud en más de un 90% de las enfermedades del mundo? Esto no es ninguna exageración. La piedra angular de la salud es la Nutrición y no las drogas. ¿Sabe que los médicos alópatas generalmente no estudian la nutrición? Sorprendente, ¿verdad?

¿Se da cuenta usted que en los dos siglos pasados los medicamentos de drogas y cirugías innecesarias han lanzado más personas a un sepulcro prematuro que ambas guerras mundiales combinadas? ¿No sería ya tiempo sobrado que como seres inteligentes dejemos de idolatrar un sistema que nos saca dinero y que sólo debilita la especie humana? ¿No aprenderíamos a ser pensadores independientes, con mentes penetrantes? ¿O estaríamos contentos con ser debiluchos educados que siguen ciegamente y practican la sabiduría convencional mientras podamos sacar dinero u "honor" de ello? Permitiremos que nuestras mentes sean tan débiles, tan lavadas y cobardes que no nos atreveríamos a desviarnos del camino trillado de la medicina alópata con sus mentirosas filosofías?

Será afortunado, si está tomando algún curso semejante de Medicina Natural que abra de este modo los ojos. Será su privilegio cultivar amplitud de mente y profundidad de convicciones. Podría atreverse a ser diferente; ser un hijo orgulloso del sentido común.

¿Acaso será buen sentido, querido estudiante, pasar de cinco a ocho años estudiando bacteria y virus, moscas y moluscos, la ciencia política y el arte y drogas y más drogas (junto con mucha materia de escasa pertinencia para doctores alópatas y con todo aquella información no saber cómo conservar a la gente y sus órganos sanos? ¿No es infinitamente más inteligente estudiar los principios vitales de la medicina de prevención natural que pueden resolver virtualmente la gran mayoría de los problemas de salud globalmente?

Le aseguramos, querido lector, que estos puntos son absolutamente verídicos, como verá en el curso. Todos los doctores naturistas de experiencia confirmarán lo dicho aquí. Yo personalmente he ayudado a personas a conservar sus órganos enfermos sanos, cuando los alópatas estaban por extirparlos en operaciones y por eso hablo con confianza.

Como buen estudiante, debe comprender estos puntos. ¿No deberíamos buscar amar y elevar a la humanidad en lugar de destruirla y debilitarla? Amamos a nuestros doctores alópatas. No son malas personas. Son sólo una parte inseparable de un sistema corrupto que extrae dinero a base de drogas peligrosas. Obsesionados con las drogas, buscan en ellas y en la cirugía, la respuesta a todo problema de salud. Con toda honestidad, no obstante, son buenos para accidentes y emergencias. ¿Otros problemas de salud? ¡¡NO, NO!! No. Le matarán con sus drogas o cirugías. También, por regla general son intolerantes de la medicina natural. Como doctor potencial, no debería permitirse lavar el cerebro. No; ni por dinero ni por fama. Sea un doctor verdadero que sana la especie doliente. ¿Por qué no seguir las pisadas del gran Sanador divino quien una vez caminara sobre las calles polvorientas de la Palestina "sanando todo género de enfermedades"?

(Gema de salud # 13)

GRATITUD INEFABLE

La medicina moderna expresa gratitud inefable por la enorme cantidad de negocios y dinero generados por ustedes nuestros clientes populares. Estamos muy contentos que acepten nuestras milagrosas drogas modernas. ¡Cuán preocupados estábamos que no iban a someterse a sus muchos efectos secundarios tóxicos! De hecho, a menudo escondemos esta información de ustedes por este motivo. Somos felizmente sorprendidos que no se preocupan por estas cosas, tanta es su confianza en nuestro sistema.

Los expertos de la salud natural dicen que **"lo que uno come tiene muchísimo que ver con su salud"**. No presten atención a esos locos. Nuestra posición como doctores médicos alópatas es lo contrario: coma lo que se le antoja — no tiene nada que ver con su salud. "Somos contentos que tengan tanto buen sentido para creernos a nosotros y no a ellos. ¿No hemos gastado billones de dólares y muchos años de investigaciones científicas en estos asuntos? Que patrones tan leales son ustedes. No, no les presten atención a esos locos. Disfruten de su pollo frito, su carne de res, sus huevos, queso, pizza, y todos sus productos animales, etc. No olviden su helado y sus alimentos procesados y refinados, puesto que son "enriquecidos" para fomentar su salud.

Nos aseguran que nunca seremos sin negocio o sin dinero. Vénganse con sus problemas de corazón, sus cánceres y sus tumores. Los vamos a cortar, quemar y vencer con drogas como dicen nuestros opositores describiendo nuestra terapia. Nosotros preferimos los términos más científicos y agradables como la "cirugía" la radiación, y la quimioterapia. ¿Y si ustedes tienen que vender sus casas para pagar el bill (el costo) pues van a morir de toda forma, ¿no están contentos que hemos hecho lo mejor? Y ¿qué si pierde unos pocos años de vida siendo que su sistema no podría responder a nuestra terapia? Si creen en la religión de la Nueva Era, van a reencarnar (posiblemente como un pájaro bonito o hasta un zapo), ¿verdad? ¿o si son cristianos van a ir directamente al cielo verdad? Ustedes son tan inteligentes y comprensivos, ¡cómo podremos agradecerles suficientemente! Vamos a cobrarles solamente por **haberles curado** a sus queridos **hasta que murieran.**

De veras, terminamos con sinceras palabras de inefable gratitud por su fidelidad incansable y lealtad a nosotros y a nuestras drogas modernas tan maravillosas y milagrosas. Sigan siendo fieles así hasta que la muerte nos separe y recibirán grandes bendiciones. **(Gema de salud# 14)**

LA LECHE—ES EXCELENTE PARA TI, ¿VERDAD?

Hay autoridades de salud hoy día que insisten que la leche es una maravillosa comida y hasta indispensable para la salud humana. Por otra parte, hay otros expertos que siendo igualmente convencidos, contienden que la leche es digerida pobremente en los seres humanos y que provoca fermentación y muchas impurezas en el sistema y que más aun, la leche es un alimento que produce mucha mucosidad en el sistema.

Se dice además que la leche no es buena para el consumo humano, porque no es "natural" — es decir que la leche fue designada por la naturaleza para los animales jóvenes; que después de dejar de usar la leche materna, ninguna otra criatura de la naturaleza usa la leche. Los que abogan por no usar la leche recalcan que ésta, especialmente cuando cruda, es peligrosa para la salud puesto que constituye un médium congenial para los microbios patogénicos. Nuevamente, la leche es condenada por muchos puesto que hoy día la leche es cargada de antibióticos, hormonas, pesticidas en forma de residuos, drogas y otros químicos. Entonces ¿cuál es la verdad del asunto?

En su libro, *¿Está Usted Confundido?* el Dr. Airola — nutricionista de notable reputación internacional y de enorme investigación científica, alumbra estas preguntas controversiales de una forma muy convincente. El explica que irónicamente, ambos lados o ambos partidos tienen razón hasta cierto punto, pero que sus pretensiones son exageradas. Hablando objetivamente, por siglos incontables los hombres han usado la leche en el régimen con mucho provecho para su salud, pero la verdad es que no todos pueden digerir bien la leche.

La investigación ha mostrado que esas razas que tenían la leche como parte de su dieta por generaciones incontables, pueden utilizar y dirigir la leche bien. Por otra parte, donde la leche no ha sido históricamente una parte del régimen alimentario, esos pueblos generalmente son deficientes en las encinas para la digestión adecuada de la leche.

Los pueblos de descendencia Europea o del Medio Oriente o los morenos Nilóticos del África del Este son generalmente programados para usar y digerir bien la leche. Por el otro lado, los pueblos como los Esquimales, los Aborígenes de Australia, los Indios de América, la gente de China, de Nueva Guinea y de las Islas Filipinas no son programadas genéticamente a digerir bien la leche. Ciertas enzimas como lactase les hacen falta. Es decir, mientras que más de 95% de Americanos blancos digieren y usan la leche sin problema, 75% de negros Americanos han demostrado la intolerancia a la leche.

Mientras que la leche cruda es realmente un medio excelente para la multiplicación de bacteria patogénica, el proceso de pasteurización, como se mencionó antes, destruye elementos vitales en la leche y cambia químicamente las propiedades de ciertos nutrientes, haciéndolos más difícil para digerir y asimilar. Los expertos de salud advierten y debidamente así que la leche procesada en las naciones industrializadas hoy día es cargada de residuos de detergentes, pesticidas, herbicidas, químicas y drogas tóxicas, etc. Hay tantas impurezas peligrosas que no es conveniente para la salud humana. Estos investigadores creen que solamente la leche cruda no contaminada y de la más alta calidad y de animales sanos debe usarse. La leche en su forma agria como yogur, kéfir, la leche acidófila etc, es superior a la leche dulce.

Como la leche de yogur, kéfir, etc. es pre-digerida, resulta fácilmente asimilable y tiene una influencia muy positiva en promover la salud en los intestinos. Más específicamente fomenta la multiplicación de la bacteria buena de la flora intestinal, así combatiendo la constipación e impidiendo la putrefacción. Es menester observar que la leche de cabra es considerada muy superior a la leche de vaca. No solamente porque no provoca la mucosidad, sino porque su proporción de proteína y mineral es más similar a la de la leche humana. Tiene más vitaminas B-complejo (tiamina y más niacín), con proteínas de calidad biológicamente superior a las de la leche de vaca. La grasa en la leche de vaca, además es naturalmente homogeneizada, la cual facilita la digestión.

La proteína en la leche es biológicamente superior a todas las otras forma de proteínas animales. Se ha mostrado más "completa", y su caseína es de una calidad más excelente. No sólo su proteína es más fácilmente digerida y más eficazmente utilizada en el sistema que las proteínas en huevos o carne, sino también la leche, a diferencia de la carne, no sobrecarga el sistema con tantos desechos tóxicos como purinas y como ácidos úricos.

Finalmente como testimonio adicional empírico en favor de los grandes beneficios de la leche pura limpia y no contaminada, muchos de los pueblos citados como famosos para tener buena salud como los Rusos, los búlgaros, y la gente de Escandinavia, han usado liberalmente por siglos la leche en su régimen alimenticio. También es notable que virtualmente todos los investigadores médicos Europeos los científicos y nutricionistas quienes han estudiado el asunto de la leche en detalles recomiendan que la leche es un componente importante del régimen alimentario. Ha de notarse sin embargo, que hoy en día, es **casi imposible** encontrar leche no contaminada con antibióticas, pesticidas y aditivos. También la leche pasteurizada no sirve y hasta hace daño. La leche de soya o de nueces puede sustituirla perfectamente.

(Gema de salud# 15)

COMBINACIONES DE ALIMENTOS

Hoy día en la ciencia de la nutrición humana, van realizándose cada vez más descubrimientos. La investigación actual está descubriendo otros principios dinámicos de la nutrición que afectan notablemente la salud. Uno de tales principios tiene que ver con **las combinaciones de alimentos**. Se ha descubierto que diferentes comidas (varios granos, frutas y verduras necesitan diferentes combinaciones de enzimas para su debida digestión) y que mezclando muchos alimentos indiscriminadamente, resulta con frecuencia en la pobre digestión, la fermentación y la constipación. Es decir, mezclando pocos artículos en la misma comida, promueve mejor digestión y asimilación.

Por ejemplo, es bien conocido que la debida digestión de la proteína requiere una abundancia de ácido hidroclórico en el estómago para empezar a deshacer las ligas péptidas y para desactivar una enzima en la saliva. En una comida en carbohidratos hay una secreción menos copiosa de ácido hidroclórico. Los investigadores en esta área explican que cuando el estómago está lleno mayormente de una comida de carbohidratos como una larga ensalada cruda, por ejemplo, si se toma un plato de proteína al fin (como un pedazo de jamón), el artículo de proteína será pobre o parcialmente digerido, porque el estómago ya no segregará suficiente cantidad de ácido hidroclórico.

En armonía con este principio se recomienda que es mejor comer los artículos de proteína primero en el estómago vacío, de esta forma estimulando una cantidad copiosa de ácido hidroclórico y luego comer después, los artículos de carbohidratos. Es decir coma sus proteínas (sea carne o cualquier cosa rica en proteína) primero y después la ensalada. O por lo menos que los artículos de proteína (tortillas, habas o carne) se coman con la ensalada. Después de experimentar con ello sin duda descubrirá que no sólo hace sentido lógicamente, sino que en realidad da buenos resultados y hay menos problemas en su estómago.

La investigación en el área de combinaciones de alimentos es todavía relativamente joven, y como resultado, todavía hay áreas de controversias. Sin embargo casi todas las autoridades en esta área están de acuerdo que por regla general, las frutas crudas y las verduras crudas no deben mezclarse en la misma comida. Hay unas pocas excepciones a esta regla. Para repetir, estas comidas necesitan una combinación diversa de enzimas para su debida digestión y, por lo tanto, las combinaciones indiscriminadas no son recomendables en la misma comida. Provocan indigestión y gas. Se recomienda que se coman las frutas en una comida y las verduras en otra comida diariamente. Algunas pocas frutas especiales que pueden ser usadas con casi cualquier cosa son los limones, aguacates, papaya y piña. Los granos, nueces y semillas pueden combinarse bien con muchas frutas (sobretodo las ácidas) o con las verduras.

Las personas que hagan mucho trabajo intelectual o que tengan hábitos sedentarios se benefician grandemente al seguir estas sanas recomendaciones. Sus sistemas digestivos son generalmente más sensibles. El ejercicio regular en el aire abierto tiende a promover la digestión especialmente cuando la tensión debida se da a la combinación debida de alimentos. Comer sencillo, natural y mayormente crudo es la gran clave. (Gema de salud# 16)

PARTE DOS

GLOSARIO
DE
PROPIEDADES MEDICINALES DE HIERBAS

APRÉNDALO BIEN

Una **anodina** es un agente que suavice o alivie el dolor. Buenos ejemplos hierbales son: la consuelda, la manzanilla, el lúpulo el gordolobo, y la hierba gatera.

50

GLOSARIO

ABORTIFACIENTE

Un agente que induzca o cause la expulsión prematura de un feto
Ejemplo: poleo, corteza y semillas de algodón.

AFRODISIACO

Un agente para excitar o estimular deseo o potencia sexual. Ejemplo:
alcachofa, apio, clavos de especia, coriander.

ALTERATIVA

Un agente que produzca cambios beneficioso al cuerpo, usualmente,
mejorando la nutrición sin tener ningún efecto marcado específico y sin
causar evacuación: Ejemplo: zumaque (corteza o hojas), trébol morado,
hídastide de Canadá

ANAFRODISIACO

Un agente que reduzca deseo sexual o potencia. Ejemplo: sauce
negro, Esculetaria, pepino, lúpulo, belladonna.

ANALGÉSICA

Una sustancia que alivie o reduzca el dolor -- anodina..
Ejemplo: gaulteria, meadowsweet, sauce.

ANODINA

Una anodina es un agente que suavice o alivie el dolor. Ejemplo:
Consuelda, manzanilla, lúpulo, gordolobo, hierba gatera, sasafrás.

ANTELMÍNTICO

Un agente que destruya o expulse lombrices intestinales, vermicida;
vermífugo. Ejemplo: ajo, ajenjo, granada, hisopo, papaya o semillas de
calabaza.

ANTIBILIOSO

Un agente que combate la bilis -- refiriéndose a una clase de síntomas que abarca la nausea, dolor abdominal, constipación, dolor de cabeza, y gas causado por segregación excesiva de bilis. Ejemplo: diente de león, mandrágora.

ANTIBIÓTICO
Un agente que impida el crecimiento de gérmenes, bacteria y otros microbios peligrosos. Ejemplo: ajo, musgo de Islandia, rocío del sol.

ANTIEMÉTICO
Un agente que contrarreste y alivie la nausea y el vómito. Ejemplo: anís, cebada, jengibre, clavo de especia, menta (yerba buena), hidrástide de Canadá, lúpulo.

ANTIESCORBÚTICO
Una fuente de vitamina C para curar o impedir el escorbuto. Ejemplo: zarzaparrilla, limones, frutas cítricas.

ANTIESPASMÓDICO
Un agente que alivie o para los espasmos o calambres. Ejemplo: cimiguga, ruda, gordolobo, el ajo, manzanilla, eucalipto.

ANTIFLOGÍSTICA
Un agente que reduzca la inflamación. Ejemplo: Nogal de brujería, pepino, fenogreco, hidrástide de Canadá.

ANTILITICO
Un agente que reduzca o reprima cálculos renales, y actúe para disolver los que ya están presentes. Ejemplo: habichuelas, solídago, abedul, pepino, buchu, acebo, pimpinela.

ANTIPERIÓDICO
Un agente que combata o proteja contra enfermedades periódicas o intermitentes como el paludismo. Ejemplo: Hidrástide de Canadá, verbena azul, quinina, angélica.

ANTIPIRÉTICA
Un agente que impida o reduzca fiebre, febrífuga o refrigerante
Ejemplo: lúpulo, el ajo, fenogreco, limones, zumaque.

ANTISÉPTICO
Un agente para destruir o impedir bacteria patogénica o putrefacta.
Ejemplo: el ajo, eucalipto, mirra, gaulteria, hidrástide de Canadá, tomillo.

ANTISIFILÍTICO
Un agente que combate sífilis. Ejemplo: zarzaparrilla, poke root.

ANTITUSIVA
Un agente que alivie la tos. Ejemplo: regaliz, cebolla, olmo Americano, okra, linaza, perejil, llantén, limones.

APERIENTE
Un suave estimulante para los intestinos, un purgante suave. Ejemplo: diente de león, Hidrástide de Canadá, ruibarbo.

AROMÁTICA
Una sustancia que tenga un olor agradable y cualidades estimulantes. Ejemplo: eneldo, canela, hierba gatera, ajenjo, nuez moscada.

ASTRINGENTE
Un agente que contraiga tejido órganico reduciendo las secreciones o descargas. Ejemplo: jugo de limón, ortiga, cayena, zumaque.

BÁLSAMO
Un agente que suavice o cure; una sustancia resinoso obtenida de las exudaciones de varios árboles y usada en medicinas de prevención. Ejemplo: espicanardo, bálsamo de Galaad.

CARDIACO
Un agente que estimule o afecte en otra forma el corazón. Ejemplo: cimiguga, frambuesa, ajenjo, valeriana, espino.

CARMINATIVA
Un agente para expulsar gas de los intestinos. Ejemplo: eneldo, angélica, el ajo, semillas de calabaza, hierba gatera, hisopo, menta (yerba buena), menta verde, valeriana, raíz de cálamo

CATÁRTICA
Un agente que actúe para vaciar los intestinos; cuando es suave se llama laxante. Ejemplo: Mandrágora, haba de ricino, Laxante: higos, hidrástide de Canadá, hoja sen, cayena.

CEFÁLICO
Refiriéndose a las enfermedades que afectan la cabeza y la parte superior del cuerpo. Ejemplo: fruta de zumaque, romero.

COLAGOGA
Un agente para aumentar el flujo de bilis en los intestinos. Ejemplo: rábano, mandrágora, centaura, ajo.

CONDIMENTO
Una hierba que intensifique el sabor de comida. Ejemplo: pimientas, jengibre, eneldo, ajo, cebolla.

DEMULCENTE
Una hierba que suavice los tejidos irritados, particularmente las membranas mucosas. Hace cataplasmas excelentes. Ejemplo: higos, consuelda, gordolobo, ginsén, okra, linaza.

DEOBSTRUENTE
Un agente que quite las obstrucciones, abriendo los pasajes naturales o poros del cuerpo. Ejemplo: hidrástide de Canadá, nuez moscada.

DEPURATIVO
Un agente que limpie y purifique el sistema, especialmente la sangre. Ejemplo: diente de león, trébol Morado, equinacea, limones.

DETERGENTE
Un agente que limpie las heridas y llagas de tejidos muertos o con enfermedades. Ejemplo: trébol morado, hidrástide de Canadá, psyllium.

DIAFORÉTICO
Un agente que promueva el sudor o transpiración, sudorífico. Ejemplo: jengibre, elecampane, eneldo, sasafrás.

DIURÉTICO
Un agente que aumente la secreción y expulsión de orina. Ejemplo: diente de león, apio, solídago, ortiga, enebro, sasafrás, fresas.

EMENAGOGO
Un agente que promueva el flujo menstrual. Ejemplo: manzanilla, ruda, tomillo, mint.

EMÉTICO
Un agente que provoque el vómito. Ejemplo: mostaza, milkweed, aliso, bloodroot, verbena azul, boneset.

EMOLIENTE
Un agente usado externamente para ablandar y suavizar. Ejemplo: almendras, sábila, altea (malvavisco), higos, gordolobo, linaza, fenogreco.

ESTIMULANTE
Un agente que excite o estimule la actividad de los procesos fisiológicos. Ejemplo: sasafrás, cayena, eucalipto, jengibre, gaulteria, apio.

ESTÍPTICO
Un agente que contraiga los tejidos; astringente; específicamente, un agente hemostático que pare hemorragias al contraer los vasos sanguíneos. Ejemplo: nogal de brujería, bolsa de pastor, llantén, encino blanco.

55

ESTOMACAL
Un agente que fortalezca, estimule o da buen tono al estómago.
Ejemplo: papaya, olmo Americano, cayena, diente de león, manzanilla,
ginsén.

EXANTEMATOSO
Tocante a las enfermedades de la piel o las erupciones. Ejemplo:
diente de león, trébol morado.

EXPECTORANTE
Un agente que promueva el desagüe de mucosidad de las vías
respiratorias. Ejemplo: ajo, hisopo, verbena, eucalipto, bálsamo de
Galaad.

HEMOSTÁTICO
Un agente que pare la hemorragia. Ejemplo: llantén, consuelda, aliso,
limones, cornezuelo de centeno, ortiga, tormentil, nogal de brujería.

HEPÁTICO
Un agente que actúe sobre el hígado. Ejemplo: diente de león,
dulcamara.

HIPNÓTICO
Un agente que promueva or induzca el sueño. Ejemplo: lúpulo,
manzanilla, valeriana, hierba gatera, zueco, esculetaria.

MATURANDO
Un agente que promueva la maduración o desarrolle la cabeza de
granos, carbúnculos, etc. Ejemplo: linaza, hojas de bardana.

MUCILAGINOSO
Un agente que produzca una sustancia gelatinosa en los preparaciones
medicinales. Ejemplo: linaza, fenogreco.

NARCÓTICO

Una sustancia que alivie el dolor e induzca el sueño cuando se usa en dosis medicinales. En cantidades largas producen convulsiones, coma o muerte. Ejemplo: muérdago, belladonna, celidonia, beleño.

NERVINA
Un agente que tenga un efecto suavizante o calmante sobre los nervios. Anteriormente un agente que actúe sobre el sistema nervioso. Ejemplo: menta (yerba buena), lúpulo, manzanilla, Esculetaria, muérdago, apio, trébol morado, quina valeriana, hojas de durazno, zueco.

OPTALMICUM
Un remedio para las enfermedades de los ojos. Ejemplo: Hidrástide de Canadá, diente de león, eufrasia.

PARTURIENTE
Una sustancia que induzca y produzca el parto. Ejemplo: cayena, frambuesas.

PECTORAL
Un remedio para enfermedades del pecho o los pulmones. Ejemplo: ortiga, gordolobo, linaza; olmo Americano.

PURGANTE
Un agente que produzca una evacuación vigorosa de los intestinos. Ejemplo: ruibarbo, psyllium, milkweed, celidonia.

RESOLVENTE
Un agente que promueva la resolución o eliminación de crecimientos anormales (como tumores) Ejemplo: tomillo, pokeroot, mandrágora.

RUBEFACIENTE
Algo que irrite suavemente un área produciendo un enrojecimiento de la piel. Ejemplo: bloodroot, buttercup, cowslip, enebro, rábanos.

SIALOGA

Algo que promueva el flujo de la saliva. Ejemplo: Jengibre, nuez moscada.

SUDORÍFICO, SOPORÍFICO
Véase Diaforético.

TÓNICO
Un agente que fortalezca o vigorice los órganos del organismo entero. Ejemplo: Hidrástide de Canadá, diente de león, verbena, tomillo.

VASOCONSTRICTOR
Un agente que contraiga los vasos sanguíneos, así alzando la presión sanguínea. Ejemplo: Anís, espino, romero, agripalma.

VASODILATOR
Un agente que dilate los vasos sanguíneos, así bajando la presión sanguínea. Ejemplo: ajo, boneset, cebolla, perejil, Esculetaria, hierba san Cristóbal.

VERMICIDA
Un agente que destruya lombrices intestinales. Véase ANTELMÍNTICA.

VERMÍFUGA
Un agente que cause la expulsión de lombrices intestinales. Ejemplo: bird's tongue, centaura Americana, verbena azul.

VULNERARIO
Un agente que promueva la curación de heridas. Ejemplo: sábila, llantén, verbena, papaya, mirra, gordolobo.

Dr. Errol Stanford

RECOGIENDO Y PRESERVANDO LAS HIERBAS

El primer sistema de sanidad que el mundo haya conocido desde tiempos bíblicos se realizaba a base de hierbas. En la Biblia las hierbas son mencionadas con frecuencia. El hombre fue establecido en un jardín y se le dio, "toda hierba que daba semilla" para su "alimento", Gén. 1:29. En el libro de Apocalipsis es descrito el "árbol de la vida dando su fruto cada mes, cuyas hojas son para la sanidad de las naciones". Apoc. 22:2.

Nuevamente, en Génesis 3:28, el hombre fue instruido para comer de "las hierbas del campo" después que él fue arrojado fuera del Edén. En Ezequiel 47:12, hay allí otra referencia del poder sanador de las hojas. En muchos lugares habla del bálsamo de Galaad, mientras que en el Nuevo Testamento, en Lucas 11:42, la menta y la ruda son mencionadas como hierbas familiarizadas.

Se continuó a usar la Medicina a base de hierbas extensamente por milenarios hasta cerca del siglo 16, cuando Theophrastus Von Hohenheim comenzó a usar las químicas. Esta práctica gradualmente aumentó en popularidad. La gente comenzó a depender de la rápida acción de químicas venenosas y menos de la lenta, pero segura y más confiables hierbas. Se dice que los invasores de Saxon trajeron una gran abundancia de conocimiento de medicina de hierbas cuando ellos invadieron a la Gran Bretaña. Además muchas gentes nativas del mundo como los Indios Americanos, aunque sin conocimiento de biología o la química, fueron asombrosamente versados con diferentes hierbas que con eficacia curaban las enfermedades, las cuales hoy día todavía desafían y humillan la medicina moderna alópata.

Hay grandes beneficios curativos en las hierbas. Efectivamente, como fue dicho antes, las hierbas son realmente una clase de comidas, y por lo tanto son una extensión de nutrición. Las hierbas deben, sin embargo, ser recogidas cuidadosamente puesto que algunas hierbas son

59

venenosas. De hecho, *El F.D.A. Consumer, Octubre 1983,* advirtió: "Si usted recoge sus propias hierbas para hacer una taza de té, esté absolutamente, 100% seguro que la hierba que recoja es la hierba que usted busca.... Hay medio millón de especies de plantas conocidas menos de 1% son venenosas. Pero se necesita solamente un error." Esto es un buen consejo.

Entonces claramente el recogimiento de hierbas requiere experiencia. La preservación y preparación de hierbas son asimismo, de mucha importancia, porque por una inatención descuidada, o por la ignorancia, gran daño o hasta consecuencias fatales pueden resultar. Por métodos cuidadosos, sin embargo, las hierbas retienen sus propiedades medicinales y dan maravillosos resultados.

Las riquezas y calidad de las hierbas, como frutas y vegetales varían según las riquezas y calidad del terreno en el cual crecen. Aquellas que crecen silvestres tienden a ser más potentes que aquellas que son cultivadas. Las hierbas son mejor reunidas en la estación seca, cuando las semillas están madurando o la planta está llena de flores. Varias partes de la misma planta pueden tener diferentes químicos o propiedades medicinales. Todas las partes de la planta, sin embargo, son usadas en medicinas de hierbas: raíces, cortezas, flores, frutas y hojas.

Las raíces deben ser desenterradas cuando poseen su savia, en primavera cuando ella está subiendo o en el otoño, cuando ha bajado. Deben ser cortadas en pedazos y secados en la sombra. Las cortezas deben ser recogidas en el verano cuando la savia está subiendo. La porción áspera de afuera debe ser removida y lo interior de la corteza conseguida. Uno puede ponerlas al sol por un corto tiempo. Todas las partes de las hierbas deben ser muy bien secadas para adecuada preservación, pero sobre-exponerlas a la luz del sol, reducirá propiedades nutritivas y medicinales. Las hojas, flores y semillas deben ser recogidas cuando ellas están en su mejor estado. No recoja las defectuosas. Cuando estén totalmente secas, las bolsas de papel moreno son las mejores para la preservación. Algunas hierbas si son apropiadamente secadas y almacenadas, pueden retener sus propiedades medicinales por años. No obstante, las hierbas frescas son generalmente mejores.

PREPARACIÓN Y USO DE HIERBAS.

Las hierbas son comúnmente usadas en la forma de té, pomadas, ungüentos, linimentos, tinturas, jarabes y cataplasmas. La preparación de hierbas para uso diario debe ser fresca, aparte de los ungüentos, linimentos, pomadas y tinturas. Aunque las hierbas no pueden dar funcionamiento rápido como las drogas, no se puede enfatizar demasiado, que el descuido o uso excesivo de algunas hierbas, puede ser peligroso y perjudicial o hasta fatal para la salud. De este modo, instrucciones apropiadas respecto a dosificación deben ser respetadas.

La preparación de té es de dos clases: la infusión y la decocción. Una infusión es hecha como té regular. Eso es, en una infusión, las hierbas no son hervidas. Más bien, se echa agua hirviendo sobre las hierbas, y se tapa. Unos 5 a 20 minutos después, se la exprime y se toma fresca, tibia, o caliente según las indicaciones o según desee. Si se le permite hervir, y no si no se tapa, algunas de las valiosas propiedades pueden perderse o ser destruidas.

Dejando las hierbas remojadas permite que los ingredientes aromáticos y volátiles y otros nutrientes pasen al agua en que se las remojan. Los tallos, las ramas y largas partes de la planta deben ser cortadas en pedazos pequeños y sumergidos un poco más. La dosis general, a menos que sea indicada de otra manera, es una cucharita a una taza de agua, o media a una onza (15-30 gramos) a una pinta (½ litro) de agua. Utensilios de cristal, de esmalte o porcelana son los mejores para estos propósitos. Una cucharita de hierbas secas corresponde a como tres de hierbas frescas. Se puede tomar una a tres tazas de la infusión, a menos que otra dosis sea indicada.

Una decocción es usualmente hecha de las partes más duras de la planta-- de las raíces y cortezas. Se hace hervir a fuego lento la parte de la planta en agua, preferiblemente en un tarro no metálico, de entre 5 a 30 minutos. Las raíces deben hacerse a fuego lento por media hora o más, pero nunca hierva ninguna decocción a fuego vigoroso. Una cucharita de hierbas en polvo o una cucharada de hierbas cortadas a una pinta (½ litro) de agua es la dosis usual.

Dependiendo de la cantidad de tiempo que se proyecta hervir las hierbas a fuego lento, se necesita añadir el debido porcentaje de agua extra para compensar por la evaporación. Esto significa si hierve a fuego lento una hierba por 25 minutos, use un 25% más de agua extra por la cantidad que se pierde en evaporación. La dosis es aproximadamente la misma como por infusión, a menos que sea indicada de otra manera. Use su discreción: si encuentra la medicina muy fuerte en sabor, se puede siempre añadir un poco de agua.

Las tinturas constituyen otra manera popular de usar hierbas. Son extractos muy concentrados de las hierbas en líquido. Uno las prepara de hierbas potentes que no son ideales o convenientes para usar en forma de té -- por ejemplo, las hierbas que pueden tener un desagradable sabor y pueden necesitar ser usadas por un largo período de tiempo. Las tinturas pueden frotarse también en la piel como ungüentos.

Un extracto es un líquido altamente concentrado de una hierba que es usualmente 10 veces más potente que una tintura. Extractos son hechos por filtramiento frío, por medio de presión alta, o evaporización por medio de calor. Diferentes métodos son usados para corresponder a la naturaleza de las hierbas. Extractos constituyen comúnmente convenientes métodos usados para almacenar y utilizar hierbas. Actúan mucho más rápido que hierbas en polvo, té, o capsulas. Seis a ocho gotas, (esto equivale a una cucharita de tintura), y es la dosis usual.

Las hierbas en polvo pueden ser usadas con agua fría o caliente. Agua caliente efectúa una reacción más rápida, ½ cucharita de la hierba para ¼ vaso de agua es la dosis regular. Un vaso de agua fría o caliente puede ser tomado después de la dosis. Las hierbas pueden emplearse también en formas de capsulas.

Debe tenerse presente que estas dosificaciones son para adultos. La cantidad debe ser modificada a ⅔, ½ o ¼ para niños dependiendo de la edad de ellos, su tamaño y condición. Las personas con estómagos sensibles o las personas muy débiles pueden reaccionar intensamente o con excesiva sensibilidad a las hierbas. El problema no es la hierba, pero la debilidad o condición excesivamente sensible de la persona. En tal caso la dosis debería reducirse debidamente a cantidades pequeñas y gradualmente aumentarse según crezca la resistencia de la persona. Con frecuencia la misma dosis puede administrarse en pequeñas cantidades sobre un período de unas cuantas horas durante el curso del día.

Los **jarabes** son otra forma popular usar las hierbas. Para hacer un jarabe de hierbas, disuelva tres libras de azúcar negro en una pinta (½ litro) de agua y hierba hasta que sea espesa. Puede entonces echarle cualquier hierba medicinal. Miel de abejas, o malta de miel puede utilizarse en lugar de azúcar. El cocimiento debe hervirse hasta ser espeso de otra manera, se volverá agrio. Otra forma efectiva para utilizar las hierbas es en forma de pomadas. Medio (½) kilo de la hierba finamente cortada para medio(½) kilo de grasa de cacao o puro aceite vegetal, con 4 onzas(120 gramos) de cera de abeja puede usarse. Mezcle a fondo y póngala en el sol por 5-- 8 días, a fuego bajo, por tres o cuatro horas. Cuélela y entonces úsela tibio o frío.

Finalmente, las hierbas son usadas como **linimentos** y especialmente como **cataplasmas.** Las cataplasmas son excelentes para toda clase de glándulas inflamadas, ya sea la ingle, la próstata, los senos o el cuello. Son ideales para carbunclos, erupciones, apostema y tumores. Una gran variedad de hierbas son usadas para cataplasmas, por eso deben ser estudiadas cuidadosamente. Linaza, hisopo, bálsamo, cayena, harina de linaza, salvia roja, consuelda, gaulteria, lobelia, pamplina, bardana, (hasta el carbón) y muchas otras hierbas constituyen cataplasmas eficaces.

Los linimentos de hierbas son excelentes para todos los dolores, hinchazones dolorosos, erupciones de la piel, espinillas, granos, apostemas, etc. Pueden ser aplicados por algunos minutos, o cada 2 horas.

Aplicados a las sienes, a la parte posterior del cuello y a la frente, los linimentos pueden aliviar dolores de cabeza. Son excelentes para reumatismo, hongos y dolor de muelas, etc. Para el dolor de muelas el linimiento debe ser aplicado en el lado de afuera de la mandíbula, todo alrededor de las encías y en la cavidad. La boca puede ser enjuagada con ella. Linimientos hierbales pueden utilizarse para aliviar dolor en cualquier parte del cuerpo. Una onza (30 gramos)de hidrastide de Canadá, 2 onzas de mirra, y 1 onza de cayena con 70% de alcohol de frotar, u otro tipo, hace un excelente linimiento. El método es simple. Mezcle bien todos los ingredientes y deje remojar por 7-10 días, agitándolo cada día, entonces finalmente viértálo y enváselo.

Dr. Errol Stanford

SIETE FRUTAS CON FUERTES
PROPIEDADES MEDICINALES.

Puesto que las hierbas constituyen otra extensión de la nutrición, y que la herbología y la nutrición trabajan como parejas perfectas, esta sección hace resaltar siete frutas y siete verduras comunes que son a la vez, comidas populares y hierbas medicinales importantes. Ellas tienen una doble membresía, por así decirlo. Constituyen comidas valiosas en un balanceado régimen de nutrición, a la vez que\ son miembros muy respetados de la modalidad herbolaria. Estas siete frutas descritas aquí son: manzanas, plátanos, higos, uvas, limones, papaya y granada. Las verduras seleccionadas son: repollo, apio, pepino, diente de león, ajo, perejil y calabazas.

MANZANAS

Tal vez todo el mundo hoy ha escuchado el refrán: "Una manzana al día aleja al doctor". La afirmación es en realidad, un reflejo de los maravillosos nutrientes de la manzana como fruta, y las propiedades medicinales de la fruta y de partes del árbol como la corteza. Efectivamente, los escritos jeroglíficos encontrados en las pirámides y tumbas de antiguo Egipto revelan que la manzana era comida y medicina a la vez.

Las manzanas contienen generosas cantidades de calcio y tienen 50% más de vitamina A, que las naranjas. Ellas son muy ricas en vitamina G, y tienen otras vitaminas. Tienen notables propiedades terapéuticas y son comidas alcalinas que facilitan la eliminación. El contenido de pectina en las manzanas, ayudan a absorber agua en los intestinos, suministrando deseable fibra y volumen y estimulando movimientos peristálticos y las debidas evacuaciones de los intestinos. Las manzanas son con frecuencia usadas para la baja presión y el endurecimiento de las arterias porque ellas son consideradas buenas purificadores de sangre y son útiles para el sistema linfático.

Las cáscaras de manzanas hacen un buen té. De hecho, las manzanas peladas y rayadas son también efectivamente utilizadas en las diarreas. Cuando las cáscaras son consumidas con la fruta, ellas son suaves laxantes. Finalmente mientras la fruta es diurética y laxante, la corteza del árbol es tónica y es un febrífugo.

LOS PLÁTANOS (GUINEOS)

Los plátanos eran históricamente cultivados en la India cerca de cuatro milenios atrás. Se afirma que los sacerdotes Españoles los trajeron a los países de América tropical. El plátano es una fruta maravilloso, popular y deliciosa. En muchos países de América del Sur es muchas veces cocinado verde. Cuando está plenamente maduro, el plátano no tiene señal de verde, pero es pecoso con manchas morenas en la piel. Los azúcares en los plátanos son muy fácilmente asimilados cuando la fruta es madura. La fruta contiene muchas minerales y vitaminas. En una libra (½ kilo) de plátanos puede ser encontrado, por ejemplo, 1300 IU de vitaminas A, 24 mg, de calcio, 85 mg. de fósforo, 1.8 mg. de hierro, 1.7 mg. de niacín, 29 mg. vitamina C. y pequeñas cantidades de otros nutrientes.

Terapéuticamente, los plátanos son usados para los malestares gástricos e intestinales, desde que es muy alcalino. Promueven una buena flora intestinal, (bacteria benéfica) y suministran mucho potasio. Los plátanos son algunas veces usados para reducir y para dietas de desintoxicación y aún como cataplasmas en el tratamiento de picadas de abejas.

LOS HIGOS

Los higos son nativos de Asia Occidental y del área del Mediterráneo. Más tarde se extendieron al Medio del Este. Los higos eran frutas populares en civilizaciones antiguas, y son realmente maravillosos y nutritivos. Los Romanos los llevaron a Europa y más tarde misiones Españolas los introdujeron a California.

Los higos son sumamente alcalinos. Una libra (½ kilo) de higos proporciona 245 mg de calcio y 145 mg de fosforo. Su alto contenido de azúcar da un aumento de energía. Suplen otros minerales también. Medicinalmente, tienen propiedades laxantes, demulcentes, emolientes y nutritivas. Es a causa de su contenido de mucina y pectina que son laxantes.

En la Biblia se registra el uso de higos para cataplasmas cuando Dios mismo, mediante el profeta Isaías, dirigió que una cantidad de higos fuera puesta sobre la herida del rey Ezequías y él fue sanado. Isaías 38:21. Abriendo la fresca fruta madura y colocándola sobre un grano o un carbunclo, trae un gran alivio. Un té hecho con las hojas es también usado para un enjuague, gárgaras y problemas de la piel. Un jarabe de higos con o sin un poco de limón, hace una excelente medicina para la tos.

LAS UVAS

Como los higos, las uvas son una de las frutas más antiguas conocidas por la civilización y son mencionadas repetidamente en la Biblia. Las semillas de uvas han sido encontradas en cajas de momias en tumbas de Egipto remontándose a más de tres milenios atrás. En realidad, las uvas y el vino se remontan hasta tiempos prehistóricos. Asombrosamente entre 6,000 a 8,000 variedades de uvas han sido conocidas, pero sólo un porcentaje pequeño son de interés comercial.

Cuatro clases de uvas son reconocidas: uvas de mesas, uvas de vino, uvas de pasas y uvas dulces, y uvas para jugo no fermentado. Nueva York, California, Michigan y Washington son los principales estados productores de uvas. Las propiedades terapéuticas de uvas son bien conocidas. En Francia, la gente suelen comer puras uvas por días enteros durante la temporada de uvas, con muy buenos resultados de purificación. La baja incidencia de cáncer entre estas personas es conectada con las propiedades medicinales de las uvas. Las uvas son altas en magnesio, el cual tiene un efecto positivo sobre los intestinos. Las uvas son muy recomendadas en las dietas para reducir.

Las cáscaras y semillas son buenas para fibra y abultamiento pero pueden resultar irritantes en condiciones de colitis y úlceras. Por esta razón, personas con digestión débil o con úlceras o condiciones similares no deben consumir estas. Las uvas oscuras son ricas en hierro, y resultan muy alcalinizadoras para la sangre y su generoso contenido de agua es bueno para el sistema. Ellas también tienen una influencia calmante sobre el sistema nervioso. Las uvas machacadas con frecuencia se usan como compresa para los tumores.

LOS LIMONES

Los limones son verdaderamente frutas apreciadas universalmente. Son nativos de Asia y han estado cultivados allá por más de 25 siglos. Suministran abundantes cantidades de calcio y vitamina C, y también fósforo. Son ricos en potasio y vitamina B. Los limones y limas contienen 5 a 6% de ácido cítrico mientras que las naranjas y toronjas tienen 80% menos.

Terapéuticamente, limones constituyen una de las más fuertes comidas alcalinizadoras. Son excelentes para contrarrestar muchas toxinas en el sistema y son especialmente buenos para desintoxicar el hígado. Cuando los limones son usados, sin embargo los órganos de eliminación deben estar trabajando bien para arrojar los deshechos tóxicos que son revueltos. Para la garganta y condiciones catarrales, los limones son excelentes. También constituyen un excelente febrífugo, puesto que un cuerpo calenturiento responde mejor a frutas cítricas que cualquieras otras.

En realidad un libro completo puede escribirse acerca de las muchas virtudes del limón. Los grandes practicantes de salud natural afirman que los limones pueden ser usados con beneficios en más de 100 enfermedades. Hay muy pocas enfermedades realmente donde los limones no pueden ser usados con beneficios por su grandes propiedades alcanizadoras y depurativas. Las propiedades medicinales son

68

considerables. El limón es: antiséptico, antiescorbútico, antirreumático, astringente, nutriente, febrífugo y estomacal. Como astringentes los limones también han sido usados para las hemorragias especialmente las de la nariz.

PAPAYA

La papaya es originalmente de América del Sur y más tarde fue introducida a otras partes del mundo. Es una fruta extremadamente nutritiva, muy rica en vitamina A, C, y E. Y liberalmente suministra los minerales: calcio, fósforo y un tanto de hierro. En una libra (½ kilo) de papaya puede encontrarse 5,320 IU de vitamina A, 170 mg de ácido ascórbico, 49 mg, de fósforo en adición a otros nutrientes y vitaminas.

Terapéuticamente la papaya es un estomacal, vermífugo, nutriente y vulneraria. Es especialmente conocida por su capacidad para facilitar la digestión debido a la presencia de la enzima papaína que es similar a la pepsina. La papaya es buena para dispepsia y otros problemas de digestión, desde que esta enzima es tan efectiva. El jugo lácteo de la fruta no madura puede ser usado también para remover pecas, y es un poderoso vermífugo. Por su capacidad para descomponer proteínas para la digestión, la papaya a menudo ayuda a remover las alergias.

LA GRANADA

Otra fruta bien conocida para los antiguos, es la granada. Los escritos de la Biblia y Sanscrito aluden con frecuencia a ella. La palabra es un derivado de una palabra Latín que significa "manzana con muchas semillas." el árbol alcanza una altura de 12 a 20 pies y la fruta es como el tamaño de una naranja.

El jugo de la granada es mejor para desordenes de la vejiga y tiene una leve calidad de purgante. Sus propiedades medicinales son astringentes y antihelmínticas (para destruir lombrices intestinales). Las semillas han sido usadas por largo tiempo para expulsar la solitaria. Como la cáscara es alta en tanino, hace un excelente astringente para uso interna. Exteriormente, puede ser usada para problemas de la piel, diarrea y como una ducha vaginal. Grandes dosis de la cáscara pueden causar calambres, vómitos y otros desagradables efectos secundarios.

CONSIDÉRELO BIEN

Los limones constituyen uno de los más poderosos alimentos limpiadores. Son excelentes para combatir muchas toxinas en el sistema. Son especialmente buenos para desintoxicar el hígado. Cuando los limones son usados, sin embargo, los órganos de eliminación deben estar trabajando plenamente para expulsar las toxinas revueltas y disueltas en el sistema. Empieza con pequeñas cantidades si su sistema es muy tóxico.

SIETE VERDURAS CON MILAGROSAS CUALIDADES MEDICINALES.

EL REPOLLO

Esta hierba bienal de la familia mostaza , es nativa de Europa. Era cultivada por los antiguos por más de cuatro milenios. Durante los siglos, otros híbridos de la familia del repollo han sido desarrollados: bróculi, coles de bruselas, coliflor, berza y kohlrabi. Hay varias variedades de repollo: verde, rojo y blanco con hojas lisas o arrugadas y con cabezas redondas, allanadas cónicas o oblongas. California, Colorado, Florida, Nueva York, Pensilvania, Texas y Wisconsin son los más grandes estados producidores de repollo.

El repollo es un vegetal nutritivo. Es rico en vitamina C y una considerable fuente de vitamina A. Es alto en calcio y de este modo es alcalino en su reacción en el cuerpo. Suministra muchos otros minerales también tales como: potasio, fósforo, sodio, cloro, yodo y azufre. El repollo rojo tiene más calcio pero un poco menos de los otros minerales. Las hojas de afuera del repollo pueden contener como 40% más calcio que las hojas de adentro.

Medicinalmente, el repollo puede ser efectivamente usado como una compresa para eczema, venas varicosas y úlceras en las piernas. El repollo es laxante, y jugo de choucroute /chucruta es excelente para los intestinos inactivos. El azufre en el repollo ayuda a destruir los fermentos en la sangre. De este modo, el repollo es frecuentemente usado para aliviar problemas de la piel. Puesto que el azufre tiende a aumentar el calor en el cuerpo, personas con pies fríos muchas veces reciben beneficio de su uso. El jugo de repollo es excelente para úlceras del estómago. Nuevamente, la experiencia empírica a través de los siglos ha enseñado que el repollo ayuda a mantener una complexión limpia, clara y saludable.

EL APIO

El apio es otro verdura que era extensamente usado y apreciado por los antiguos. Es nativo de las regiones pantanosas que se extienden desde la Suecia al sur hasta Algeria, Egipto y Etiopía. El apio tiene un conteniendo alto en agua y fibra y bajo en calorías. Es una comida protectora y alcalina. Suministra vitamina A, como también las B y C. Es rico en cloro, potasio, magnesio y sódico.

El apio es diurético, estimulante y aromático. Es eso excelente para acidez, incontinencia, problemas del hígado y hidropesía. Es un buen tónico y fomenta la transpiración. En condiciones de neuralgia, nerviosidad y reumatismo está indicado. Como condimento el apio es también sabroso.

EL PEPINO

Los pepinos han sido cultivados y altamente apreciados por las civilizaciones antiguas. Hay referencias acerca de ellos en la Biblia. Considerados nativos de la India, los pepinos fueron populares con los Egipcios, Griegos y Romanos. Los pepinos son alcalinos y sin almidón. Bótanicamente el pepino (un miembro de la cucúrbita familia), es más una fruta que un vegetal.

Medicinalmente, los pepinos son laxantes y diuréticos. Su capacidad para eliminar agua del cuerpo los hacen excelentes para personas con problemas de corazón y de los riñones. La ensalada ayuda con crónica constipación, mientras el jugo tiene una influencia beneficial sobre los intestinos, los pulmones, los riñones y la piel. Por siglos, los pepinos han sido usados en la piel para purificar y para fines cosméticas. También puede ser aplicado a úlceras de decúbito y quemaduras.

DIENTE DE LEÓN

El diente de león es considerado nativo de Asia y Europa y crece abundantemente como hierba en la parte Éste de Estados Unidos. El diente de león es un miembro de la familia del girasol y hay centenares de variedades. En la primavera ella suministra polen y néctar para las abejas. Es una verdura muy saludable. El diente de león es una de las fuentes más ricas de vitaminas A, en el reino de las plantas. En una libra (½ kilo) de diente de león hay 61,970 IU de vitamina A. Similarmente en una libra (½ kilo) de la verdura hay 849 mg de calcio, 318 mg de fósforo, 14.2 mg de hierro y 163 mg de ácido ascórbico en adición a pequeñas cantidades de otros minerales y vitaminas. El diente de león es alto en potasio, lo cual hace que las variedades silvestres sean amargas al paladar.

El diente de león tiene considerables propiedades medicinales. Es laxante, colagogo, diurético, estomacal y tónico. Aumenta la formación de bilis y remueve el exceso de agua en el cuerpo en condiciones de retención de líquidos que se desarrollan de problemas del hígado. La raíz del diente de león promueve secreciones glandulares y al neutralizar y eliminar las toxinas del sistema, funciona como un estimulante y tónico. Infusiones de la raíz son buenas para la icteria, piedras en la versícula y otras condiciones del hígado. El té tibio de diente de león ha sido recomendado para constipación, fiebre, dispepsia y hipocondriaco. El diente de león también alivia eczema y muchas condiciones de la piel como las erupciones.

EL AJO

El ajo, como los pepinos, es mencionado en la Biblia por haber sido usado por los antiguos Egipcios para cocinar y para propósitos de embalsamiento. Es en realidad nativo del Oeste de Asia y de las regiones del Mediterráneo. El ajo, aunque asociado con la cebolla es en realidad un miembro de la familia de los lirios. Su nombre botánico siendo Allium Sativum. Esta planta perene de raíz como bulbo ha sido cultivada por siglos. La comúnmente usada variedad tiene un fuerte olor y un cáustico sabor y es mucho más potente que las cebollas en sus efectos.

Las alabanzas medicinales del el ajo han sido cantadas desde tiempos pre-históricos. Casi todos los médicos viejos lo han recomendado. El ajo es rico en azufre. Medicinalmente las propiedades del ajo son muy impresionantes de muchos puntos de vistas. El ajo es antelmíntico, antibiótico, antiséptico, antiespasmódico, calmante, colagogo, digestivo, diurético, expectorante y febrífugo.

Como los limones, con los cuales es frecuentemente combinado terapéuticamente, el ajo tiene una influencia positivamente saludable en casi todas las enfermedades. Es usado efectivamente para bajar la presión de la sangre, para expulsar lombrices y para tratar bocio. En Europa ha sido efectivamente usado en el tratamiento de tuberculosis.

El ajo es un antiséptico interna. Su contenido de crotonaldehyde es un efectivo exterminador de bacteria. El ajo regulariza la acción del hígado y de la vesícula biliar. Su tintura baja la presión de la sangre y combate arteriosclerosis.

Tiene una influencia positiva sobre la circulación y en los órganos sexuales. El único problema con el ajo, es el fuerte olor que usted hereda junto con sus grandes beneficios. El fuerte olor es reducido comiéndolo con verduras como el perejil. Todas las cosas consideradas, sin embargo, el ajo con sus milagrosas cualidades curativas, es uno de los mayores dones de la naturaleza al hombre.

EL PEREJIL

El perejil era bien conocido por los antiguos. Su país nativo se considera ser la parte Sur de Europa. Esta planta bienal es de dos tipos. El tipo follaje que es más común y el tipo de raíz como nabo. El perejil es disponible alrededor del año para adornar o para dar sabor a los platos. El perejil es excelente en jugos de verduras. Es alto en hierro y contiene manganeso y cobre. Tiene una ceniza alcalina. El perejil posee definidas propiedades medicinales. Es antiespasmódico, carminativo, diurético, emenagogo y expectorante. El té de perejil hecho de las semillas y las hojas y también el jugo fresco es indicado para catarros, asma, ictericia, hidropesía y menstruación dolorosa o suprimida. .

Un té hecho con las semillas machacadas destruye los parásitos del cuero cabelludo. El cuidado debe ser ejercitado para no exceder la dosis apropiada, y el perejil no debe usarse del todo si los riñones están inflamados. En cantidad, puede irritar los riñones. Para piedra en la vesícula, una infusión de la hierba es efectiva. Se dice que tiene una influencia saludable sobre la sangre, el cerebro y el sistema sexual.

LA CALABAZA

Las calabazas son nativas de América del norte y del sur. Hay evidencia que los primeros pueblos indígenas que vivían en Norteamérica cultivaban calabazas. La calabaza es botanicamente de la clase de lo que se llama en inglés "squash". Es alta en potasio y sodio y suple buenas cantidades de las vitaminas B y C. La calabaza es buena en un régimen de comidas suaves. Es muy rica en la vitamina A.

Medicinalmente las calabazas son buenas para combatir acidosis. Se digieren fácilmente y son usadas en úlceras por ser una comida suave. Las calabazas también tienen propiedades antelmínticas. Las semillas de la calabaza, con cebolla, mezclada junto con leche de soya hace un buen remedio para

lombrices en los intestinos. Remoje tres cucharadas de semillas de la calabaza por tres horas, entonces mézclelas con la mitad de una cebolla, una cucharita de miel y media taza de leche de soya. Esta dosis puede ser usada tres veces al día. Las calabazas también pueden ser usadas terapéuticamente como una cataplasma.

Considerando que las hierbas suministran nutrientes como comidas comunes, sigue, por lo tanto, que ellas son en realidad una clase de comidas y son por eso, incluidas en la admonición de Hipócrates: "Sea tu comida tu medicina y tu medicina sea tu comida". Es menester recordar sin embargo, que hay plantas que son venenosas. También muchas hierbas tienen propiedades potentes que en las manos del descuidado o no informado, puede producir enfermedades o aún la muerte. No obstante, todas las cosas consideradas, el uso hábil e informado de hierbas, como de los tiempos remotos de la antigüedad, es una poderosa modalidad terapéutica (e íntimo amigo de la nutrición), que puede efectivamente remover toxinas y estimular y renovar las energías de sanidad del cuerpo. Como es de esperar por lo tanto, todas las farmacopeas del mundo hoy, incluyen hierbas, sus extractos o sus productos secundarios.

CONSIDÉRELO BIEN

"Si los doctores de hoy no quieren ser los nutricionistas de mañana, entonces, los nutricionistas de hoy llegarán a ser los doctores de mañana." Dr. Paavo Airola.

EL DEBATE SOBRE LA PROTEÍNA.

Consideremos el debate sobre la proteína, con las siguientes preguntas vitales: ¿debería uno tener una dieta alta en proteína o baja en proteína? ¿Cuál es mejor, la proteína animal o la proteína vegetal? y ¿Qué proporciones debería uno usar? A través de los años esto ha sido un área de mucha controversia y confusión. Nadie niega la importancia vital de este nutriente, pero las opiniones de los expertos respecto a la cantidad mínima necesaria diariamente, varia de entre 25 a 250 gramos por día. El pobre laico es dejado para decidir basado en sus sentimientos, su gusto o su apetito por la carne, o por su simple ignorancia.

Nuevamente, algunos insisten que las proteínas de origen animal son indispensables para plena y vigorosa salud y que con una completa dieta vegetariana se verá malnutrido y se enfermará. Otros contienden que una dieta liberal en las carnes es precisamente el boleto expreso para mala salud, y enfermedades degenerativas. ¿Cuál es la verdad del asunto? Lo cierto es que resulta muy interesante trazar el origen de la doctrina de una dieta muy alta en proteínas. La verdad de que nuestros cuerpos son compuestos sustancialmente de proteínas, han añadido mucho credencial a la propaganda de que "usted necesita muchas proteínas". Sin embargo, la enseñanza y apoyo por esta posición se centra en la investigación anticuada del siglo 19 de ciertos investigadores Alemanes, las obras de quienes son todavía usadas libremente en muchas universidades hoy en la medicina y en los departamentos de nutrición.

Los científicos: Van Liebig, Von Voit y Max Rubner, llegaron a la equivocada conclusión de que el mínimo requerimiento diario para proteínas era 120 gramos. Pero además de este factor de investigación anticuada, el todopoderoso dólar lo ha visto en su mejor interés económico apoyar esa posición. Los grandes intereses económicos que tienen billones de dólares en ganadería, lechería y industrias de empacadoras de carnes, no cederán sin una encarnizada pelea por cualquier idea o conclusión de investigación contraria que pueda poner en peligro sus negocios. En realidad, mediante innumerables anuncios arteros y astutos, la doctrina ha sido diligentemente enseñada al público por décadas. La obra de lavar el cerebro público no podía haberse realizado más cabalmente.

Afortunadamente, sabemos ahora a donde dirigirnos para información confiable y no manipulada sobre el tema. Mucha investigación a través de las últimas décadas por investigadores independientes muestra que nuestro requerimiento diario mínimo de proteína es mucho menos de lo que se creía anteriormente. El Dr. D. M. Hegsted de la Universidad de Harvard, descubrió que 27 gramos de proteína a diario bastaban para las necesidades de una persona. El Dr. William C. Rose con su investigación ha mostrado que acerca de 20 gramos de proteínas mixtas con alrededor de 66% siendo "completas", son sin duda adecuadas para optima salud.

Dr. Gagnar Berg, nutricionista de Suecia renombrado mundialmente cuyos textos son usados en muchas escuelas de medicina, después de conducir extensas investigaciones sobre las proteínas, estaba convencido que 30 gramos de proteínas diariamente, eran liberalmente adecuadas. Su conclusión es compartida por otros prominentes científicos y nutricionistas trabajando independientemente. Dr. V.O. Siven científico Finlandés, cree lo mismo -- que bastan 30 gramos. El Dr. Chittenden, científico Americano conduciendo extensos experimentos con soldados y atletas descubrió que 30 a 50 gramos de proteína diariamente eran adecuadas para los ejercicios o hazañas físicas más enérgicas. El demostró, irónicamente, que los trabajos físicos más pesados se sostenían mejor con una dieta baja en proteína.

Finalmente, en Alemania, igual que en Japón, hay prominentes científicos cuya investigación concluye que una dieta baja en proteína es más saludable. El Dr. Kuratsune, investigador Japonés, ha enseñado que 25 a 30 gramos de proteínas cada día son adecuados para buena salud. Más aun, Dr. K. Elmer, profesor Alemán, experimentando con atletas, encontró que su funcionamiento mejoró notablemente después que ellos fueron cambiados de un régimen diario de 100 gramos de proteína animal a un régimen de 50 gramos de proteína vegetal.

Entonces posiblemente podamos empezar a ver que aún también a nosotros nos han lavado el cerebro tan cabalmente como para creer que necesitamos "muchas proteínas". Esto se ha logrado por medio de propagandistas y hombres de negocios muy amantes de la carne y aun más amantes de las ganancias que representan para ellos. Pero la pura verdad no ha sido dada al público Americano. Hay una necesidad para exponerse a estos puntos descubiertos por la comunidad científica internacional. Hasta ahora desde el punto de vista de la independiente comunidad científica internacional, la recomendación es que una dieta baja en proteínas — cerca de 30 a 50 gramos de proteína diariamente (la variación necesitada para acomodar las necesidades de diferentes individuos bajo circunstancias variadas), es definitivamente adecuada para vigorosa y superior salud.

PELIGROS DE UNA DIETA ALTA EN PROTEÍNAS

La recomendación para una dieta baja en proteínas queda muy comprobada cuando consideramos algunos de los problemas engendrados por una dieta que es alta en proteínas. El resultado general de ingerir las proteínas en exceso, es una gran cantidad de toxemia en el sistema. Uno así corre mayor peligro y susceptibilidad a desordenes degenerativos o patogénicos, puesto que el sistema inmune llega a ser progresivamente más deprimido y debilitado con las toxinas.

Profesor Kofrani de la ya mencionado Instituto Max Plank para la Investigación en la nutrición, observa que un exceso de proteínas sólo "edifica más toxinas". Esto es fácilmente comprendido cuando se recuerda que las proteínas en exceso no son almacenadas en el cuerpo, pero descompuestas para la eliminación con una pequeña porción utilizadas para energía o almacenadas como grasa en el cuerpo, produciendo a la misma vez productos secundarios tóxicos.

Más aun, no sólo quedan los tejidos llenos con residuos tóxicos, sino resultan desequilibrios bioquímicos con excesiva acidez. Otras condiciones resultantes son: acumulación de ácido úrico, urea y purina en los tejidos; reducción de fuerza muscular y estaminal (las toxinas mencionadas arriba impiden adecuada coordinación de nervios musculares y su funcionamiento) y también hay putrefacción intestinal la cual a su turno, provoca la constipación, resultando en aun mayor acumulación de auto-toxemia.

Con aumentado putrefacción, hay una micro flora intestinal de mala calidad que puede provocar la deficiencia de las vitaminas B_6 y B_{12}. Y finalmente donde la práctica de comer un exceso de proteínas es habitual, hasta puede provocar finalmente arteriosclerosis, enfermedad del corazón y daño a los riñones. En realidad aún el artritis puede resultar. El Dr. Gerber, profesor de la universidad de Nueva York, recientemente observó que "un metabolismo defectuoso de proteínas" puede ser uno de los factores contributarios en el enigma de artritis. De este modo el peligro de proteínas en exceso es muy real en verdad.

PROTEÍNA ANIMAL O VEGETAL-¿CUÁL ES SUPERIOR?

Quedan todavía otras preguntas para ser consideradas con respecto a la controversia de proteínas. ¿Cuál es realmente mejor, proteína animal o proteína vegetal en lo que concierne óptima salud humana? ¿Sería posible tener vibrante y vigorosa salud sin proteína animal? ¿Son los amantes de carnes más saludables que los vegetarianos con dietas balanceadas? ¿Son todas las proteínas vegetales incompletas? ¿tendrá la proteína de origen animal un valor biológico superior a las proteínas vegetales?

Una vez más al contestar estas preguntas, recordamos que muchas de las ideas en conflicto y las opiniones subjetivas disfrazadas como "hechos científicos" que hemos escuchado en lo pasado, se deben a la influencia corrupta del comercialismo (el omnipotente dólar) sobre la investigación, y a la falta de resultados de investigación científica que son absolutamente confiables, verídicos y no anticuados.

80

Afortunadamente, sin embargo, tenemos seguros hechos científicos para contestar estas preguntas. Evidencias proviniendo de fuentes internacionales, como también de confiable investigación verificada aquí mismo en Estados Unidos. Una vez más Dr. Paavo Airola, nutricionista de renombre internacional de grandes investigaciones y extensa experiencia en Europa, los E. U. A. y internacionalmente, ofrece respuestas autoritativas a estas preguntas controversiales.

Un estudio científico realizado sobre un grupo religioso viviendo en los Estados Unidos (Adventistas del séptimo día) y reportado en la literatura (Journal) de la Asociación Médica Americana, alumbra de una forma convincente esta pregunta en relación a si los que comen carne tienen superior salud a los vegetarianos, siendo los otros factores iguales. Este estudio extraordinario dirigido por varios doctores médicos, demostró que los Adventistas que por sus convicciones religiosas que no comen carne tienen:

— 50% menos caries dentales entre sus niños.

—400% menos tasa de muerte de enfermedades respiratorias.

—100% menos tasa de mortandad de toda otra causa

—1000% reducida tasa de muerte de cáncer de los pulmones.

Asombrosamente, este grupo de gente, en número más de un millón vive aquí mismo en los Estados de América; expuesto al mismo ambiente y tensiones, como el populacho en general. Estas estadísticas extraordinarias refutan las falsedades con las cuales nos han lavado el cerebro por muchas décadas. Pero realmente la verdad no puede ser suprimida para siempre. El principio o método verdaderamente científico exige que uno (sea lacio o experto) sea listo a modificar o descartar teorías pasadas o creencias en la luz de investigaciones científicas nuevas y más confiables. Cualquier otra actitud tiene que describirse como dogmatismo académica — el mismo mal que ha suprimido, puesto a un lado, o desvirtuado verdades e información valiosas, y en esta forma ha obstaculizado mayor progreso y aumento en conocimiento de la humanidad durante siglos.

CONSIDÉRELO BIEN

¿Sabía usted que para salud superior u optima, que 80 % de su dieta debe consistir en alimentos alcalinos (esencialmente frutas y verduras) y sólo 20% de alimentos ácidos (granos, semillas y nueces)? Proceder de otra manera es desequilibrar la bioquímica de su cuerpo — suicidarse lentamente.

LA GENTE MÁS SALUDABLE DEL MUNDO

Las estadísticas que acabamos de considerar son perfectamente consecuentes con estudios extensivos realizados sobre ciertas razas destacadas en todo el planeta por su longevidad, notablemente los Búlgaros, los Rusos, los Hunzas y otros. Los Búlgaros, por ejemplo, han sido descritos como el pueblo más alto en todo Europa. Poseídos de vigor y longevidad singulares, Bulgaria ostenta más centenarios que cualquier otro país del planeta tierra. En contraste con aproximadamente 10 centenarios por millón de Americanos que comen carne, Bulgaria pone a relucir 1,600 personas por millón. Por consiguiente, es de mucho significado el hecho de que estas personas utilizan muy poca carne, con la mayor parte de los centenarios siendo vegetarianos. (Airola 1971).

Los Rusos también tienen un certificado de salud comparable al de los Búlgaros, con siete veces más centenarios por millón que Estados Unidos. Su dieta es baja en proteínas con la mayor proporción de éstas, siendo proteínas vegetales. Interesantemente, los más de los centenarios han sido vegetarianos completos — no usando ningunos productos de origen animal exceptuando la miel.

La Tribu Yemenita de extracción semítica y los Indios Mayas de Yucatán, de igual modo, constituyen evidencia, que los que comen carne no son más saludables que personas con una buena y balanceada dieta vegetariana. Mientras los Yemenitas comían muy poca carne, los Mayas eran vegetarianos completos. Su dieta principal consistía en verduras, maíz y habichuelas.

Nuevamente, además de toda la convincente y cumulativa evidencia, el testimonio de los Hunzas, añade aun más peso (al lado de la balanza) en favor de una dieta baja en proteína y / o una dieta vegetariana. Mientras que los Búlgaros pueden ser descritos como la gente más saludable en Europa, los Hunzas han sido descritos por muchos investigadores quienes han estudiado los secretos de su legendaria longevidad, como "la gente de mejor salud en el mundo entero". Las espantosas enfermedades asesinas, y las comunes enfermedades degenerativas (enfermedad del corazón, cáncer, hipertensión, arteriosclerosis, artritis, diabetes, desordenes de reumatismo, etc) son virtualmente desconocidas entre estas personas de notable salud.

La salud de nosotros como Americanos aparecería en miserable contraste al lado de estos veteranos de la salud, quienes, por regla general, al alcanzar los 90 y 100 años son, asombrosamente, todavía vigorosos y viriles. Una vez más, como los investigadores confirman, el principal factor o secreto de su salud y longevidad es su **nutrición**, la cual es alta en carbohidratos complejos naturales y baja en proteínas de animal. En realidad, los granos como trigo, sarraceno, cebada, etc., junto con los albaricoques, las manzanas, las uvas y varias verduras con un poquito de leche de cabra, constituye su dieta estable.

Aunque hasta aquí, este punto ha sido sugerido de una forma implícita la pregunta, "¿es la proteína animal mejor que la proteína vegetal?, puede contestarse de una forma aun más directa. Por décadas, nos han dicho que las proteínas de animales eran superiores e indispensables para buena salud, y que las proteínas vegetales eran inadecuadas para sostener la salud; que mientras proteínas animales eran "completas", —teniendo todos los ocho o nueve esenciales ácidos-aminos, supuestamente, las proteínas vegetales no las tenían. La creencia era que sólo la carne, la leche, los huevos y el pescado contenían proteínas completas. Sin embargo, nuevamente, recientes investigaciones científicas al nivel internacional han derribado estos mitos que han sido tan profundamente inculcados en nuestras conciencias.

EL INSTITUTO MAX-PLANK EN ALEMANIA, institución famosa mundialmente por las investigaciones sobre la nutrición, ha hecho descubrimientos que refutan este punto erróneo que las proteínas vegetales no son completas. Su investigaciones, corroboradas por varios otros centros de investigación científica, han demostrado que muchos granos, plantas, verduras, frutas, semillas, y nueces contienen significantes cantidades de proteínas competas. Por ejemplo, almendras, ajonjolí, y semillas de girasol, habichuelas de soya, papas, junto con muchas frutas y verduras, poseen proteínas completas, contrario a previas creencias ortodoxas supuestamente científicas.

Dos otros descubrimientos aun más sorprendentes en relación a la pregunta, son compartidos por el doctor Paavo Airola: 1). "Las proteínas vegetales tienen un valor biológico superior a aquello de las proteínas de origen animal, y 2). Las proteínas en alimentos crudos tienen un valor biológico superior a las proteínas en alimentos cocidos. Por consiguiente, sólo se necesita 50% de la cantidad de proteínas requeridos, si se come verduras crudas, en vez de las proteínas cocinadas de origen animal."

Para la mente convencional ortodoxa esto es quizás tan asombrado como para ser considerado increíble. Más aun, en la misma Alemania donde 10% del promedio diario de proteínas es suministrado por las papas, ha sido comprobado que las papas poseen proteínas de superior calidad. Increíblemente, personas han vívido hasta seis años con papas como su única fuente de proteínas y han gozado de vigorosa salud.

De este modo, al resumir las respuestas a las preguntas importantes en relación a la controversia sobre las proteínas, hemos visto que una dieta baja en proteínas entre 30 y 50 gramos por día, con énfasis en las proteínas vegetales, más bien que las proteínas de origen animal, (y aun mejor, consumidas en estado crudo en lo posible), constituye una sólida fundación de nutrición sobre la cual se puede construir una vigorosa y vibrante salud. Indicada de otra manera, una dieta vegetariana o lacto-ovo -vegetariana (incluyendo huevos y leche — aunque en la mayoría de los países desarrollados éstos ya no son seguros), suplida por una variedad de comidas en un estado natural y con frecuencia cruda, con énfasis en carbohidratos complejos de alta calidad, junto con una cantidad baja en proteínas, es uno de los más poderosos secretos de buena nutrición y salud, y de longevidad extendida.

Verdaderamente, como la historia relata, una vez el escolasticismo ortodoxo peleó con y persiguió a Galileo por enseñar que el mundo era redondo, cuando el punto de vista convencional aseveraba que era plano. La supresión de sus ideas y la persecución de él, sin embargo, no pudieron convertir la verdad en error. En el análisis final, la verdad es **irreprimible, inconquistable.**

CONSIDERACIONES DE ÁCIDOS Y ALCALINOS

EL cuerpo humano trabaja con eficacia para mantener un delicado balance de pH en todos sus fluidos. La pH es una medida del nivel alcalino o ácido de una solución. Cuando una solución es neutral, (el agua por ejemplo), es decir ni alcalina ni ácida, es representada en la escala pH por el número 7. Del número siete y bajando hasta cero, es una medida de acidez que va aumentando. Recíprocamente, al subir el pH de 7 para 14 la alcalinidad sube correspondientemente. El agua, que es neutral es el medio en el cual la reacciones químicas toman lugar, y ayuda en el mantenimiento del balance de pH. Normalmente, la sangre es levemente alcalina, mientras que la orina es un poco ácida. Entre las numerosas reacciones químicas, e intercambios fluidos en el sistema, el cuerpo en salud procura y logra constantemente mantener su equilibrio de ácido o alcalino.

Si las condiciones llegan a ser muy alcalinas o ácidas en el sistema, la muerte puede resultar. El exceso de acidez (acidosis) en el cuerpo es especialmente peligro para la salud, y es por regla general, asociada con las enfermedades arraigadas como el artritis, los desordenes reumáticos, el cáncer, etc. Las comidas tienen un efecto decidido sobre el equilibrio de ácido-alcalino del cuerpo. Generalmente dejan una ceniza ácida o alcalina en sistema **después** del metabolismo. Eso quiere decir que los alimentos fomentan o la alcalinidad o la acidez del sistema y se clasifican debidamente, como alimentos alcalinas o alimentos ácidos. El comprender, identificar y utilizar estos alimentos debidamente, y en proporciones debidas, mejora grandemente su salud.

86

Cuando las reservas alcalinas del cuerpo son bajas o agotadas, y no se ingieren suficientes alimentos alcalinos, la acidosis es la consecuencia natural, pues, lo alcalino neutraliza lo ácido y vice versa. La investigación científica ha mostrado que en un cuerpo sano, hay una cantidad generosa de reservas de alcalino en los tejidos. Estas reservas son usadas en el cuerpo para responder a emergencias de salud cuando el acidosis (de deshechos tóxicos) predomina en el sistema y amenaza trastornar el equilibro debido de ácidos y alcalinos.

De acuerdo a estos descubrimientos, el Dr. Airola explica que la proporción natural en un cuerpo normal sano, es aproximadamente 4 a 1. Eso es, cuatro partes de alcalina a una parte de ácido o 80% alcalino para 20% ácido. Recalca que es un vital y dinámico principio de salud el mantener esta proporción en el régimen alimenticio. Cuando se sigue este principio fielmente, las reservas alcalinas del cuerpo quedan abundantes y la resistencia (las defensas) del cuerpo se fomenta grandemente.

En otras palabras, para salud y vitalidad superiores y vigorosas, es importante mantener la dieta con la preponderancia al lado alcalino. (Cuatro veces más alcalino que ácido). El cuerpo sólo puede funcionar efectivamente con reservas adecuadas de alcalina en los tejidos. Las enfermedades se intensifican y prosperan en condiciones de acidosis en el sistema. Interesantemente, este balance parece automáticamente proporcionado en una dieta baja en proteína. Las verduras y frutas generalmente (especialmente en sus estados natural), son alcalinos, mientras que las semillas, nueces y granos (con muy pocas excepciones) son ácidos. El cuerpo necesita ambos grupos de estos alimentos pero cuatro veces más alcalinos que ácidos.

ALIMENTOS ÁCIDOS:

ALIMENTOS ÁCIDOS:		
cebada	pan	frijoles, blancas
dulces	nueces de cashew	cereales
castañas	maíz	pollo
productos de maíz	queso	galletas
crema de trigo	huevos	harina, centeno, trigo
pescado	grapenuts	granos (mayoría)
lentejas	macarrones	maíz
las carnes	avena	ostras
cacahuates	mantequilla de cacahuates	pecans
frijoles, secas	arroz	sauerkraut en jugo
azúcar	jarabe	tapioca
nuez de nogal	galleta de trigo	

ALIMENTOS ALCALINOS		
alfalfa	productos de	almendras
manzanas	albaricoques	alcachofa
aguacate	bananas	habas
arándanos	pepino	grosellas
caldo de verduras	repollo	melón
cebolla	naranjas	plantas de ostras
cerezas	achicoria	coco
col rizada	alga marina	puerro
diente de león	dátiles	berenjena
escarola	higos	el ajo
fruto del diósporo	piñas	ciruelas
habichuelas	remolachas	zarzamoras
leche	millo	melón de castilla
leche de cabra	uvas	toronjas
limones	lechuga	limas
miel de abejas	jugo de fruta	jugo de verduras
okra	olivas, maduras	aceite de oliva
papas	ciruela	calabazas
peras	frijoles dulces	pimientos dulces hojas de menta (yerbabuena)
perejil	chirivía	durazno
zanahoria	coliflor	apio
zarza azul	nueces de Brasil	broccoli
ajedrea	acedera	la soya
calabaza	fresas	penca de cardo
jitomates	nabos	berro

ALIMENTOS ALCALINOS		
alfalfa	productos de	almendras
lechuga, romaine	ruibarbo	naba de Suecia
productos de soya	espinaca	germinados
rábanos	pasas	frambuesas
sandías	germen de trigo	trigo negro

Dr. Errol Stanford

PODEROSOS ENEMIGOS
DE LA NUTRICIÓN Y LA SALUD

Desgraciadamente, no todo lo que se cubre bajo el nombre de las artes de sanidad son realmente de verdadera ayuda para las facultades de sanidad del cuerpo. Bajo el nombre y autoridad de la medicina, grandes abusos han sido perpetrados sobre la humanidad doliente. Increíblemente, esto ocurre con gran frecuencia en tiempos modernos.

Irónicamente, esto no es sólo perpetrado por los "quacks" o charlatanes, sino por hombres de ciencia los cuales se han colocado como los expertos y autoridades incuestionables en todos los asuntos de salud y quienes hasta se han atrincherado a sí mismos legalmente para proteger su monopolio. Lamentablemente, la medicina alopática en este país no ha sido libre de la influencia corruptora del comercialismo—del todopoderoso dólar — y esto entraña terribles resultados para la salud de las masas de la gente común.

La gran explosión de conocimiento de las ciencias en el siglo pasado ha creado la ilusión que la ciencia médica ha estado realmente haciendo gran progreso en conquistar las enfermedades. Pero mientras que actualmente se ha reunida mucha información técnica y se realizan muchas cirugías impresionantes, por regla general, no se está ganando la ventaja en la batalla con la enfermedad. El gran aumento en el número de doctores, hospitales, drogas potentes, tecnología maravillosa y de los billones gastados, de ninguna manera mantiene en jaque el poderoso diluvio de nuevas y viejas enfermedades que amenazan inundar el planeta.

Al mirar a la medicina alópata moderna, hay razón por mucha preocupación. En vez de llegar a la **raíz** de la enfermedad, la medicina ortodoxa se contenta con tratar los síntomas y hacer cirugías intricadas y elaboradas. Mientras que algunos de estos tratamientos si, tienen un lugar en las emergencias y traumas, uno no puede sino quedar sorprendido al deshonestidad fundamental y lo absurdo de tratar y suprimir los síntomas de enfermedad con drogas, dando a la vez a la gente la falsa impresión de que están siendo curada.

Hoy día, se consideran a las drogas como la piedra angular de la medicina. Cualesquiera que sean las enfermedades, cualesquiera que sean las causas, se recurren a las drogas para la solución. En esta forma la medicina alópata ha puesto deliberadamente una venda, por así decirlo, sobre sus propios ojos. Sólo miran por el túnel de la droga para la respuesta y la solución a virtualmente todos los problemas de salud. La verdadera explicación de estas prácticas, es el poder corruptor del todopoderoso dólar — la relación adúltera entre la industria billonaria de droga y la industria médica.

Las drogas tóxicas (y todas son tóxicas, sin excepción alguna, a pesar de lo que digan) constituyen uno de los enemigos más implacables de la nutrición y de las facultades de sanidad del cuerpo tan maravillosamente intrincado. Mientras que alivian, suprimen y modifican los síntomas, al no alcanzar la verdadera causa, los síntomas suprimidos sólo vuelven a surgir en forma de enfermedades más enredadas, arraigadas y frecuentemente fatales.

¿Cuáles son algunos de los efectos secundarios de las populares drogas tóxicas introducidas en el sistema? Las drogas como aspirina (ácido acetylsalicylico), cortisona e inyecciones de oro y muchas otras, son drogas mortíferas en sus efectos. Estas drogas han estado usándose extensamente en el tratamiento de artritis, mientras que la aspirina es una droga usada popularmente para el dolor. Los practicantes no siempre revelan a los pacientes los efectos secundarios tóxicos de estas drogas, y muchas veces pacientes son empleados como puercos guineas para sus experimentos. Nuevas drogas son confeccionadas y declaradas "seguras" por las autoridades y se venden. Sin embargo, unos pocos años después cuando sus horribles efectos secundarios llegan a ser notorios, esas drogas son descartas o enviadas a los países del tercer mundo y otras más

Dr. Errol Stanford

nuevas drogas son declaradas "seguras" para uso humano. De esta forma el circulo vicioso es repetido.

Indomethacin, trimethylene-thiosphosphoramide, phenylbutazone, etc., son ejemplos de los nombres complicados (y que hasta desafían la pronunciación) que con frecuencia disfrazan el carácter traicioneramente tóxico de estas sustancias. Hasta parece que estos nombres increíbles llenan de misterio a los pacientes y confirman la impresión que los seres quienes comprenden y usan estos misteriosos químicos ciertamente no pueden ser hombres ordinarios, y que estas medicinas pueden de veras tener poderes místicos para sanar enfermedad. En breve, muchos doctores hoy influyen en sus pacientes de una forma muy similar a como el curandero brujo afecta a sus pacientes.

La lista de las drogas tóxicas con sus peligrosos efectos secundarios que constituyen la farmacopea hoy, es virtualmente infinita. Sería una tarea inmensa enumerar y analizarlas en su verdadera naturaleza, efectos y alcance. Basta con decir que estas drogas minan los esfuerzos de los agentes de sanidad del cuerpo, y con uso prolongado, abren la puerta para peligrosas y horribles enfermedades y desordenes crónicas. Como se mencionó, las drogas y las cirugías tienen su lugar en las emergencias o situaciones traumáticas, pero ¡ojalá que la medicina moderna, con respecto a su uso casi exclusivo de drogas, se sanara de su drogadicción! ¡Ojalá que no fuera tan intolerante y arrogante de otras formas de medicina que se han usado con eficacia por milenios!

Las otras drogas que la gente usa para placer, son también antagónicas para la salud y la nutrición: alcohol, marijuana, cocaína, heroína, P.C.B., tabaco, cafeína, etc., la lista puede ser verdaderamente larga. De estas, el uso de alcohol es tal vez el más generalizado. Aunque el alcohol proporciona algunas calorías, no puede ser considerado una comida. Muchos expertos de salud, sabiendo que muchas personas tendrán dificultad en abandonar el uso de alcohol, aconsejan usarlo en moderación. No obstante, la verdad es que , como reconoció la gran educadora y escritora de fama mundial, E. G. White: "El beber alcohol en moderación es la escuela en la cual los hombres entrenan para una carrera de borrachos". El hecho es que la salud se pone en peligro por el uso de alcohol, aun con uso "moderado", las células del cerebro quedan afectadas y empiezan a morir.

El tabaco (nicotina) es una droga aun más insidiosa que el alcohol y un gran destruidor de salud. Es responsable por un gran porcentaje de cáncer pulmonar, enfisema, bebes deformados al nacer, y muchas otras complicaciones de salud relacionadas con la nicotina. La investigación científica actual está mostrando que el tabaco hasta puede ser implicada en la leucemia. Realmente, las drogas ingeridas son un enemigo acérrimo de la salud.

CONSIDÉRELO BIEN

El millo y el trigo negro (sarraceno), a diferencia de la mayoría de los granos, son alcalinos. Al convertirse en germinados, las semillas y los granos se vuelven menos ácidos, y más alcalinos. También se hacen más digestibles y asimilables. Los jugos de plantas son ricos en clorofila y por eso son muy alcalinos, como lo es el jugo de higos.

ENEMIGOS DE NUTRICIÓN Y SALUD
— Sigue

■ Café, te, chocolate, cacao y bebidas de esta clase.

■ Alimentos procesados, refinados y enlatados

■ Especias nocivas, MSG, pimienta negra y blanca, mostaza y comidas rancias.

■ Uso excesivo de sal o grasas, sobretodo las grasas de animal o las grasas hidrogeneizadas.

■ Comer rápido, pobre masticación y beber con las comidas lo que diluye los fluidos digestivos, baja la temperatura del estómago y de este modo atrasa e impide la debida digestión.

■ El azúcar blanco refinado, la harina blanca y sus productos.

■ Sustancias o químicas tóxicas del hogar y del ambiente.

■ Estilos sedentarios de vivir

■ Preocupación, ansiedad, estrés y los excesos en comer, trabajo, sexo, etc.

La mayoría de estos elementos se conocen comúnmente que dañan la salud. Las especias nocivas tienden a irritar los órganos digestivos e a inflamarlos, Los alimentos procesados y refinados son generalmente desprovistos de nutrientes vitales y aunque "enriquecidos" o "fortificados" con vitaminas sintéticas, casi siempre, el azúcar, la sal, y peligrosos preservativos son añadidos. Además no hay laboratorio superior a ello de la naturaleza. Repetimos que un exceso de sal y/o grasa

95

(especialmente grasa animal o hidrogeneizada) se implican en la hipertensión y en los desordenes del corazón.

El valor del ejercicio es incuestionable. La falta de ejercicio es un enemigo serio de la salud. Un estilo de vida sedentario provoca un metabolismo lento con creciente acumulación de desechos y productos tóxicos, y con sofocación de tejidos. Acarrea la degeneración celular prematura, el envejecimiento, y hasta los ataques de corazón.

El ejercicio mantiene a los órganos de eliminación trabajando eficientemente, fomenta la buena digestión y un buen metabolismo en general, a la vez que da buen tono a los músculos. El ejercicio vigoroso regular en el aire libre mejore la oxigenación celular y de los tejidos y de esta forma ayuda a mantenerlos trabajando a su máxima eficiencia.

La temperancia se define aquí como la moderación en todas las funciones básicas de la vida y la abstinencia total de todas las complacencias dañinas — eviten los extremos, que la moderación siempre sea la clave para lo bueno y lo agradable.

La terrible influencia del estrés sobre la salud humana, aunque generalmente reconocida, no puede recalcarse demasiado. Uno puede comer la dieta más saludable del mundo, pero si hay un exceso de tensiones mentales y emocionales, la digestión y la asimilación se verán impedidas y la salud se deteriorará. De hecho, se ha comprobado que el estrés puede hacer descomponer el sistema mucho más rápido que la malnutrición.

La preocupación, el miedo, las iras, el odio, la envidia, el celo, los sentimientos de no ser amado, las emociones y las actitudes negativas pueden fisiológica y sicosomáticamente provocar casi toda clase de enfermedades conocidas al hombre. Por eso, hay la necesidad de evitar el estrés como uno de los enemigos más implacables de la nutrición y la salud. Lo contrario es también cierto. Las emociones positivas, la confianza y la fe en Dios, la tranquilidad y paz mental son amigos compatibles y poderosos de la salud. Crean un ambiente bioquímico congenial en el cual la naturaleza puede realizar sus funciones restaurativas para que la buena salud florezca.

VENCIENDO LA OBESIDAD

De las muchos desordenes de salud características de los Estados Unidos, el vinculo entre la nutrición y la obesidad es quizá lo más innegable. Es un área extensivamente discutido e investigado, pero desgraciadamente, mucha controversia todavía rodea las causas y tratamientos. Lo que es indisputable, sin embargo, es que se trata de un gran problema en este país con aproximadamente 24 porciento de mujeres y 22 porciento de hombres sufriendo con la obesidad.

Cierta cantidad de tejido grasa se necesita en el cuerpo para la acomodación de choques mecánicos, para energía reserva y para la insolación del cuerpo del calor o frío. Los tejidos grasas ofrecen una medida de protección contra las tensiones del ambiente, pero obviamente, demasiado tejido grasa es peligroso para la salud. Hay una distinción entre la obesidad y sobrepeso. Las personas que son más de 20 porcentaje sobrepeso, son generalmente gordas. Hay debate sobre lo que es el peso ideal de acuerdo a altura, estructura y edad, pero los individuos que tienen como 20 porciento exceso de peso o menos pueden resultar no gordos. Los músculos y huesos en algunas personas pueden ser responsables por esta diferencia. En la página siguiente hay una tabla típica de pesos ideales para los hombres y mujeres.

¿Cuáles son los riesgos asociados con tener exceso de peso? El hecho alarmante es que hay muchos. Principalmente son los siguientes:

- Accidentes
- Hiperlipidemia

- Complicaciones de cirugías
- Pobre calidad de vida

- Diabetes

- Problemas sicológicos

- Depresión
- Desordenes de la piel

- Enfermedades de la vesícula biliar
- Plazo reducido de vida
- Gota
- Hipertensión

- Venas varicosas

- Complicaciones de embarazo
- Daño a las coyunturas que llevan el peso

- Ciertos tipos de cáncer

- La esterilidad

¿Cuáles son las causas de la obesidad? Mientras es el resultado de ingerir más comida de la que se necesita y para energía, las causas radicales que provocan este comportamiento pueden ser complicadas ¿Por qué algunas personas desarrollan hábitos compulsivos para comer más que sus cuerpos necesitan? Hay dos teorías ofrecidas para explicar esta conducta. La una se llama la teoría de **naturaleza**, y la otra la teoría de adquisición. La teoría de naturaleza se basa en cuatro puntos: 1) que la obesidad se vincula con rasgos genéticos transmitidos de los padres. 2) Algunos animales son gordos a causa de los genes, lo mismo puede ser por los humanos. 3) Cada persona tiene un peso determinado biológicamente. 4) Parece que hay una diferencia en termogénesis, de un individuo a otro, lo cual es natural.

Por otra parte, la teoría de la **adquisición** sostiene que la obesidad proviene de 1) Hábitos de comer en exceso desde infancia 2) la inactividad física 3) Factores sicológicos como el ser aburrido 4) la disponibilidad constante de alimentos predilectos y la presencia de un mayor número de células de grasa debido al hábito de comer en exceso.

Ambas de estas teorías son plausibles. La verdad, sin embargo, es que una combinación de las dos, es probablemente las causas de raíz de ese afán de comer que es tan difícil para cambiar. Todos los expertos se concuerdan, no obstante, que en relación a la obesidad más vale un gramo de prevención que un kilo de cura-- más vale impedir la enfermedad que curarla.

Hay muchas dietas populares que ofrecen un remedio rápido para la obesidad, y de hecho, muchas en realidad estimulan una rápida pérdida de peso, a veces hasta de un modo impresionante. Pero casi invariablemente el peso sube de nuevo después de dejar el programa y un circulo vicioso se pone en marcha que se vuelve progresivamente peor. Muchas de estas dietas pasajeras son además nutricionalmente desequilibradas y hasta peligrosas para la salud.

Al tratar el problema de la obesidad, una comprensión de la ciencia de la nutrición es una tremenda ventaja. Mientras que los factores sicológicos que relacionan a la conducta, puedan exigir la ayuda profesional, un conocimiento del valor y propiedades nutritivos de la comida puede ayudar grandemente para evitar esos alimentos que fomentan la obesidad. A continuación se ofrecen algunos consejos valiosos para vencer el problema de la obesidad.

CONSIDÉRELO BIEN

Sea inteligente. La ignorancia matará a usted y a sus queridos. El conocimiento de la nutrición puede preservar su vida y es de gran valor en combatir la obesidad.

CONSEJOS PARA VENCER LA OBESIDAD

- Coma lentamente.
- Quite toda tentación y cosa visible que provoque el deseo de comer.
- Tenga más actividad física a diario.

- Tenga actividades alternativas para cuando llega la tentación para comer.
- Tenga un régimen alimenticio planeado; tenga sus comidas a horas regulares.
- Use muchas ensaladas crudas, frutas o comidas altas en fibra. Llenan el estómago sin añadir muchas calorías, y suplen valiosas vitaminas, minerales y nutrientes.

- Abandone la mesa antes de sentirse "lleno".
- Mientras está comprando recuerde evitar alimentos altos en calorías pero bajas en nutrientes.
- Cuando cocina, elimine las calorías de grasa en exceso.

- Al cocinar, ponga fuera de vista las cosas que le tienten a comer.

- Para ocasiones especiales, haga planes de antemano.
- Tome mucha agua antes de comer para ayudar a sentirse lleno, si sea necesario.
- No ceda a la presión social para complacerse hasta hartarse.

- Reduzca las calorías grasosas aun al comer fuera de casa.

PESOS IDÓNEOS PARA HOMBRES 25 AÑOS Y ARRIBA-- (Peso en libras con ropa y zapatos de casa).			
TIPO DE ESTRUCTURA			
Altura	Larga	Médium	Pequeña
5' 2"	126-141	118-129	112-120
5' 3"	129-144	121-133	115-124
5' 4"	132-148	124-136	118-126
5' 5"	135-152	127-139	121-129
6"	138-156	130-143	124-133
7"	142-161	134-147	128-137
8"	147-166	138-152	132-151
9"	151-170	142-156	136-145
10"	155-174	146-160	140-150
11"	159-179	150-165	144-154
6' 0"	164-184	154-170	148-158
1"	168-189	158-175	152-162
2"	173-194	162-180	156-167
3"	178-199	167-185	160-171
4"	182-204	172-190	164-175

PESOS IDÓNEOS PARA MUJERES 25 AÑOS Y ARRIBA (Peso en libras con ropa y zapatos de casa).		
TIPO DE ESTRUCTURA		
Altura **Larga**	**Médium**	**Pequeña**
4' 10" 104-119	96-107	92-98
11" 106-122	98-110	94-101
5' 0" 109-125	101-113	96-104
1" 112-128	104-116	99-107
2" 115-131	107-119	102-110
3" 118-134	110-122	105-113
4" 121-138	113-126	108-116
5" 125-142	116-130	111-119
6" 129-146	120-135	114-123
7" 133-150	124-139	118-127
8" 137-154	128-143	122-131
9' 141-158	132-147	126-135
10" 145-163	136-151	130-140
11" 149-168	140-155	134-144
6' 0" 153-173	144-159	138-148

PARTE TRES

COMO SER SU PROPIO DOCTOR Y VENCER LAS AFLICCIONES DE SALUD

CON PROPÓSITOS DE EDUCAR

El objetivo de este libro es proporcionar al lector el conocimiento del uso tradicional de los remedios naturales. No es la intención del autor diagnosticar y/o recetar para la enfermedad en cualquier forma directa o indirectamente, que es prohibida por la ley. El propósito es compartir el Evangelio de salud y de impedir las enfermedades y restaurar la salud, para que su cuerpo sea sano y libre de dolor y enfermedad—un templo verdaderamente idóneo para el omnipotente Dios.

Muchas autoridades de salud y nutricionistas hoy día, tienen ideas muy diferentes que suelen chocar. El autor cree que la Naturaleza y Dios mejor saben. Enriquecidos con la información de esto libro, puede cooperar con su doctor. Si sin embargo, escoge ejercitar su derecho constitucional para auto-diagnosticar, auto-recetar o tratarse a sí mismo independiente de su doctor, luego el autor y publicador no asumen ninguna responsabilidad, más allá de promover el Evangelio de salud.

103

ENFERMEDADES COMUNES
Y LOS REMEDIOS
USADOS TRADICIONALMENTE
PARA CURARLAS

ACNE / COMEZÓN / PROBLEMAS DE LA PIEL

Estos resultan comúnmente de muchas toxinas acumuladas en el sistema debido a una dieta defectuosa y debido a la constipación o pobre eliminación.

- Véase Sangre Impura y CONSTIPACIÓN
- Siga El Régimen Alcalino Nivel dos o tres.

HIERBAS USADAS

Acedera	Agracejo	Alga marina
Azafrán	**Bardana**	Bistorta
Brigham Tea	**Caléndula**	**Chaparral**
Cimifuga	Consuelda	
Corteza de encino blanco		**Diente de león**
Don Qua	Gaulteria	Gordolobo
Gotu Kola	Hidrástide de Canadá	
Hierba carmín	Hierba de San Juan	Hisopo
Jengibre	Lapacho	Milenrama
Nogal negro	Palo de banon	**Pampalina**
Poleo	Rábanos	**Sábila**
Salvia	Tomillo	**Trébol Morado**
Yuca	Zarzaparrilla	

- Baños de jengibre y cataplasmas de arcilla de Redmond son muy eficaces.
- Tome más de las vitaminas A, B, C, F, P, Biotin, Niacin PABA, Riboflavin.
- Tome más de los minerales: Hierro, Silicona, Azufre.

FÓRMULA DE MUESTRA PARA ACNE/ PROBLEMAS DE PIEL

Consiga una cucharada de pampalina; 1 cucharada de diente de león; 1 cucharada de trébol morado; 1 cucharada de bardana o acedera (yellow dock); 1 cucharada de semillas de hinojo o 2 cucharaditas de cascara sagrada. Hierva suavemente las raíces y semillas por 20 minutos. Ahora apague el calor y añada las otras hierbas. Tome 1 taza tres o cuatro veces al día entre comidas.

ALTA PRESIÓN SANGUÍNEA: (Hipertensión)

Esta condición de mala salud es muy común actualmente, y tiene varias causas: mayormente una vida llena de estrés, con una dieta incorrecta — demasiado sal, azúcar, grasa, especias nocivas, proteínas animales y alimentos muy procesados, refinados y fragmentados. Con frecuencia también, hay falta de ejercicio y una predisposición hereditaria. Demasiado a menudo el problema en realidad proviene de malos hábitos hereditarios de comer.

Los síntomas incluyen: dolor de cabeza con frecuencia por las mañanas, mareos, problemas para respirar, la piel rosada y mojada y la visión afectada. Estos también se ven con frecuencia en los ataques de corazón, los cuales pueden ser causadas por alta presión de sangre.

RÉGIMEN INDICADO:

Use el Régimen Alcalino Nivel uno o dos con énfasis sobre el ajo, la avena cruda, los limones, la cebolla, y alimentos ricos en fibra natural.

HIERBAS USADAS:

Cayena	Corteza de cerezas silvestres
Espino	**Hidrástide de Canadá**
Muérdago (hojas)	Raíz de Valeriana

OTRAS AYUDAS
- Ejercicios regulares diarios
- Evite exceso de estrés.
- Tenga un Masaje con Cepillo Seco una o dos veces al día.

FÓRMULA DE MUESTRA PARA LA HIPERTENSIÓN

Consiga 3 dientes de ajo molido o 1 cucharadita de golden seal; 2 limones; ¼ cucharadita de cayena; 1 cucharadita de esculetaria (skullcap) o de la pasionaria o 1 cucharada de fruta de espino (hawthorn berries). Remoje los ingredientes en 1 litro de agua hirviendo por 10 minutos. No haga hervirse a menos que se use el espino, el cual debe hervirse suavemente por 15 -20 minutos antes de añadir los otros ingredientes. Tape bien y apague el calor. Tome ½ — 1 taza cada dos horas hasta acabarse. Cuele y ponga el jugo de limón cuando se está por tomar.

ANEMIA

La anemia representa una condición de sangre que es deficiente en minerales vitales como hierro. Puede causarse por una dieta empobrecida o una que es muy refinada, procesada y de alimentos sobre cocidos. Estos factores junto con la pobre digestión, asimilación y/o eliminación pueden corregirse.

Una dieta altamente alcalina es necesaria (principalmente frutas y verduras no cocinadas). Los legumbres, las hojas, y las verduras verde-oscuras son especialmente buenos, siendo ricos en hierro. Incluyen: espinaca, alfalfa, berro, remolacha, broccoli, zanahorias, calabazas, papas, etc.

Las frutas ricas en hierro abarcan plátanos, uvas oscuras, albaricoques, pasas, ciruelas pasas, fresas, etc. Los plátanos son ricos en ácido fólico y vitamina B12. Las semillas de girasol y ajonjolí, la melaza negra cruda sin azufre y las habas negras son ricas en hierro. Es de notar que la vitamina C (como en los limones) fomenta la absorción del hierro. El cobre también ayuda con lo mismo. El café y el té deberían evitarse puesto que reducen la asimilación del hierro.

Las proteínas de animal o el hígado no son recomendables puesto que producen largas cantidades de impurezas tóxicas en el sistema.. El hígado es la factoría química del cuerpo. Procesa más de 1,000 químicas. En esta época de polución, sería muy imprudente comer el hígado de animales.

Nunca use más de 20% de granos, nueces o alimentos ricos en proteínas en su dieta, pues llenarán el sistema de un exceso de ácidos deshechos. Use 80% de frutas y/o verduras en cada comida. Finalmente, sepa que las semillas de girasol tienen tanto hierro como el hígado y no son tóxicas. Usando los jugos de verduras es recomendable, siendo muy nutritivos.

HIERBAS USADAS

Acedera	Alfalfa	**Alga marina**
Bardana	**Diente de león**	Fresas
Gordolobo	**Ortiga**	Pampalina
Remolacha		

ANEMIA PERNICIOSA

Este rasgo encontrado en muchos humanos, especialmente la gente de color, se considera una adaptación a condiciones malariales, de modo que raras veces en tales personas llega a desarrollarse la enfermedad completa. La medicina convencional sólo ofrece la terapia de drogas para quitar los síntomas. Pero en realidad las drogas provocan a largo plazo, otros graves problemas de salud.

El blanco en esta situación es robustecer grandemente el sistema inmune y normalizar la sangre y la química corporal con una dieta altamente alcalina. También uno debe servirse de jugos crudos de verduras y frutas. Cuando se hace esto, como en seguir por dos o tres meses la dieta alcalina nivel uno; y cuando se evita el uso de comidas refinadas y procesadas; y se descartan las carnes y grasas animales, el sistema invariablemente restaura su química corporal que ha sido alterado. Luego los síntomas de la enfermedad desaparecen con tiempo dejando solamente el rasgo normal y saludable de la sangre.

Conviene recordarse que cuando el cuerpo es liberado de sus toxinas y está debidamente nutrido la naturaleza vence la enfermedad y la salud se restaura.

OTRAS AYUDAS
* Purifique el cuerpo y fortalece el sistema inmune.
* Siga El Régimen Alcalino Nivel dos o tres por algún tiempo.
* Aumente su uso de zinc, junto con las vitaminas C y E.
* Use libremente los jugos de zanahorias, coliflor, repollo y otras verduras verdes.

* Véase y siga " Fórmula Tónico #3" por dos semanas.
* Tome el té hecho de las hojas del aguacate.

ARTRITIS

Este último es una enfermedad que remonta hasta el antiguo Egipto. Es especialmente común en las sociedades donde la gente se complace en la rica dieta civilizada. Es decir una dieta que se compone mayormente de alimentos refinados, procesados y muy cocidos. Un régimen de proteínas y grasas de animales, de azúcar y mucha sal, se sabe que especialmente tiende a provocar o empeorar el artritis — siendo una enfermedad de degeneración. Estos factores provocan una acumulación de toxinas e impurezas en el sistema que favorecen el artritis y condiciones semejantes.

Un régimen de alimentos crudos y/o jugos crudos hará milagros para curar el artritis, si se sigue regularmente por unos tres meses, tomando a la vez, el ejercicio regular. El artritis se manifiesta en una inflamación dolorosa de las coyunturas. A menudo hasta hay deformación de la estructura del hueso que puede empeorarse cada vez más. Se hace cada vez peor con una dieta alta en proteínas animales, grasas y alimentos procesados y refinados.

RÉGIMEN INDICADO

Siga el Régimen Alimenticio Nivel Dos con énfasis sobre las verduras. Especialmente las verduras y ensaladas rayadas y comida en forma cruda (calabazas, papas, zanahorias, etc.) Sírvase liberalmente el berro, alfalfa, apio, ajo, limones y pasto de trigo, también, piñas, manzanas agrias y plátanos. La leche de cabra es también muy provechosa en esta condición.

ESPECÍFICOS

* El jugo crudo de las papas es una terapia especialmente buena para las condiciones artríticas y reumáticas. Antiguamente, el jugo se hacía al tomar una papá de tamaño mediano y después de lavarla, se cortaba con la cascara en rebanadas muy delgadas y

se colocaba en un vaso largo de agua fría. El agua se tomaba luego sobre un estómago vacío en la mañana. Si tiene un extractor eléctrico, prepárelo fresco por la mañana y diluyelo con una cantidad igual de agua antes de beberlo.

* Hierva siete hojas de la cana del azúcar en 1½- 2 litros de agua para obtener una larga botella. Tome esto durante siete días. (Guarde refrigerado), y tome un purgante. Brinque una semana y luego repita. Haga esto por seis meses si es necesario. Luego se puede brincar un mes antes de repetir el ciclo.

HIERBAS USADAS

Alfalfa	**Bardana**	Cayena
Centaura	Chaparral	Cola de caballo
Consuelda	Lobelia	Menta (yerbabuena)
Olmo Americano		Perejil
Rábanos	**Yuca**	

FÓRMULA DE MUESTRA PARA ARTRITIS

Consiga una cucharada de yuca o de pampalina; 1 cucharada de diente de león; 1 cucharada de raíz de consuelda; 1 cucharada de trébol morado; 1 cucharada de bardana o acedera (yellow dock); 1 cucharada de semillas de hinojo o 2 cucharaditas de cascara sagrada. Hierva suavemente las raíces y semillas por 20 minutos. Ahora apague el calor y añada las otras hierbas. Tome 1 taza tres o cuatro veces al día entre comidas.

BAJO PESO

Varias pueden ser las razones de bajo peso: no comer suficiente; una dieta no balanceada; demasiado estrés; un sistema digestivo debilitado; los parásitos; etc. Las causas básicas deben quitarse antes que se consiga los mejores resultados.

Este problema es mucho menos común que el otro extremo -- pero se afecta a muchas personas. Una persona puede ser delgada y con todo gozar de perfecta salud. Si uno es delgado, tiene un apetito razonable, tiene una abundancia de energía física y mental y no sufre ningún dolor o síntomas de enfermedad en tal caso no hay ninguna razón por preocuparse. Las personas delgadas disfrutan de mayor longevidad que sus contrapartes gordas, siendo iguales los otros factores.

En la mayoría de los casos de bajo peso, suele haber algún disturbio metabólico fundamental. Es decir alguna mal-función metabólica básica. En semejantes casos hasta que este problema se resuelva no se puede curar la condición. Comiendo grandes cantidades de comidas en tal caso, sólo puede arruinar la salud. Cuando los parásitos son la causa de bajo peso, tienen que quitarse antes que se resuelva el problema de exceso delgadez. Finalmente, algunas personas pueden ser demasiado flacas sencillamente porque no comen suficiente comida o porque tienen una dieta no balanceada. Si a tales personas les hace falta un buen apetito, luego conviene dar un tratamiento de hierbas amargas al hígado. Buenas hierbas para eso incluyen: el diente de león, el golden seal o ajenjo. Pueden emplearse otras hierbas que mejoran la digestión. La salud general tampoco debe descuidarse.

- Use té cálamo (Remoje 1 cucharadita de cálamo en 1 ½ taza de agua fría por 12 horas, luego calienta suavemente, cuele y tome lentamente cuando esté frío.)
- Use atole de maíz a diario por algunas semanas.
- Use fenogreco en leche de soya el cual es rico en nutrientes y da peso.
- Reduzca su nivel de tensiones y duerma más.

BAZO
HIERBAS USADAS

Acedera	**Agracejo**	Cascara Sagrada
Cayena	**Diente de león**	**Hidrástide de Canadá**
Manzanilla		Milenrama
Perejil	Rábanos	Uva Ursi

FÓRMULA DE MUESTRA PARA EL BAZO

Consiga una cucharada de diente de león; 1 cucharada de acedera; 1 cucharada de agracejo(barberry); 2 cucharaditas de cascara sagrada; ¼ cucharadita de cayena. Hierva suavemente todos los ingredientes por 25 minutos. Cuele y tome 1 taza tres o cuatro veces al día entre comidas.

BRONQUITIS — VÉASE LOS PULMONES
FÓRMULA DE MUESTRA PARA EL BRONQUITIS
Consiga 1 cucharada gordolobo (mullein); 1 cucharadita de golden seal y/o 1 cucharadita de mirra; 1 cucharada

pampalina (chickweed) o 1 cucharadita de jengibre; 1 cucharada de slippery elm (olmo americano)mezclada de antemano en un poco de agua fría. Hierva suavemente todos los ingredientes un litro de agua y tome media taza varias veces al día entre comidas.

CÁLCULOS RENALES — VÉASE LOS RIÑONES
* Para eliminar los cálculos renales tome 2 cucharadas de jugo de limón en agua con una de las dos formulas para los RIÑONES (véase los **riñones**)cada 30 minutos. Esto aliviará el dolor y ayudará a que pasen los cálculos.

CÁNCER/TUMORES
El cáncer es una enfermedad degenerativa de la civilización la cual hoy día ha llegado a ser una de las mayores enfermedades asesinas. Numerosos estudios muestran que una dieta equivocada es una de las causas principales. El uso excesivo de los alimentos procesados, refinados y fragmentados sobrecargan el sistema de toxinas y deshechos tóxicos que provocan la degeneración bioquímica celular — y como resultado hay cánceres, tumores, etc. El uso de las carnes, junto con una vida sedentaria o una vida llena de tensiones son también factores que contribuyen.

La investigación científica de grupos de gente como los Hunzakats, los indios Navajos y Adventistas del Séptimo día que no comen la carne, muestran notablemente menos casos de cánceres entre estos pueblos.

SI YO TUVIERA EL CÁNCER
Sólo emplearía la Medicina Natural. Yo no me sometería a la terapia convencional de cirugía, la radiación o la quimioterapia. Sin duda me

matarán más rápido como cualquier doctor honesto y bien informado reconocerá si no tiene ningún dinero o interés egoísta qué perder. Se necesita EL MÉTODO TOTAL (cada método verdaderamente biológico y natural), pero la Nutrición es la clave mayor. Cambiando decididamente su dieta y forma de vivir con un programa adecuado de salud natural, tendría toda razón para esperar una recuperación completa, si sigo mi programa con fidelidad. También yo debería evitar toda contaminante o sustancia carcinogénica.

RÉGIMEN INDICADO

▸ Un régimen alimentario muy alcalino sin carnes. — Véase El Régimen Alimenticio Nivel Uno de Dr. Stanford.

▸ Una abundancia de ajo, limones, repollo, broccoli y semillas crudas de calabazas.

▸ Evacuaciones diarias tres veces al día. Véase la sección sobre la Constipación.

▸ La Hidroterapia — especialmente las terapias que provocan el sudor tales como baños de vapor, baños de agua fría, saunas, etc.

▸ Descanso adecuado, ejercicio, sol, aire fresco y agua pura son de importancia vital.

▸ Vitaminas C, E, A, B-complejo y beta-carotina son buenas anti-oxidantes y deben ser usados liberalmente. Use comidas ricas naturalmente en ellos o suplementos naturales.

JUGOS:

Todos los jugos de frutas o verduras color verde-oscuro como de zanahorias, cerezas negras, remolachas (las hojas y la raíz) uvas, y pasas negras, apio, col, etc. El caldo de verduras es también ideal.

NOTA:

Resulta interesante notar al pasar que esas clínicas en Europa y otros lugares como la clínica Ringber-Klink, en Alemania Occidental que usan la nutrición (principalmente alimentos crudos) junto con sus terapias biológicas para tratar el cáncer, tienen notable éxito.

CÁNCER /SANGRE IMPURA:

La sangre impura (toxemia) es la misma fundación de la mayoría de las enfermedades. Para purificarla siga el programa del Régimen

Alimenticio Alcalino Nivel dos o tres por un mes. Es vital que tenga dos o tres evacuaciones de los intestinos a diario. (Véase la sección para la Constipación) Si vive en las Antillas o América del Sur y no puede conseguir fácilmente las hierbas en la lista para sangre impura, puede emplear el tratamiento de carbón y sábila. Véase Formulas tónicas #3.

HIERBAS USADAS

Acedera	**Bardana**	**Cascara Sagrada**
Chaparral	Consuelda,	Corteza de Prickly Ash
Corteza de encino b.	Ajo,	Jengibre
Lobelia	Palo de banon	Raíz de Oregon grape
Regaliz (raíz)	**Sábila**	**Trébol Morado**

FÓRMULA DE MUESTRA PARA CÁNCER/LIMPIAMENTE DE SANGRE

Obtenga dos cucharadas de trébol morado; 2 cucharadas de pampalina; 1 cucharada de chaparral si sea disponible; ½ cucharadita de golden seal; 2 cucharadas de raíz de bardana (burdock). Hierva los ingredientes en un litro de agua por 30 minutos, luego añada la pampalina y 1 cucharada de semillas de hinojo (opcional). Tome media taza varias veces al día ente comidas hasta acabarse.

CASPA

La caspa es la más común condición del pelo hoy en día. Es casi universal. Es directamente relacionada con la dieta y la química del cuerpo. Un exceso de sal, de azúcar, de proteínas y grasas de animal, junto con el estrés, parecen empeorar la caspa. Por otra parte, una dieta cruda con jugos crudos se ha demostrado dar resultados notables al quitar o reducir la caspa.

HIERBAS USADAS

Chaparral	Manzanilla	Milenrama
Ortiga	**Salvia**	

- Elimine todo azúcar procesado de la dieta. Evite los alimentos refinados y procesados.
- El aceite de ricino, sólo o en combinación con aceite de oliva, puede emplearse de una forma eficaz sobre el cabello.

- Los tés de chaparral y milenrama pueden usarse interior como exteriormente sobre el cabello.
- Aumente la cantidad ingerida de las vitaminas B-compleja. Véase la lista de vitaminas en la parte de atrás del libro.

CIRCULACIÓN DEFECTUOSA
FÓRMULA DE MUESTRA PARA LA CIRCULACIÓN DEFECTUOSA.
Obtenga ¼ cucharadita de cayena; ½ cucharadita de golden seal; 1 cucharadita de esculetaria (skullcap) y 1 cucharada de enano(hawthorn berries) o malagueta (bayberry bark) o encino blanco. Hierva suavemente estos ingredientes por 20 minutos en 1 litro de agua y tome una taza dos o tres veces al día hasta acabarse.

CONMOCIONES
HIERBAS USADAS

Cayena	Jengibre	Lobelia
Menta	Mirra	Valeriana

FÓRMULA DE MUESTRA PARA CONMOCIONES
Emplee ¼ cucharadita de cayena con la fórmula para los nervios o dolor de cabeza.

CONSTIPACIÓN / ESTREÑIMIENTO
La constipación es una grave causa de pobre salud. De hecho, es la causa fundamental de la mayoría de las enfermedades degenerativas. Las causas son: dieta incorrecta, un exceso de proteínas — especialmente la proteína animal — alimentos procesados y refinados que tienen insuficiente fibra, poca agua, falta de ejercicio, malas combinaciones de comida, la preocupación excesiva , las tensiones, etc. Los intestinos deben adiestrarse para eliminar regularmente. Es malo demorar innecesariamente cuando la naturaleza estimula para ir al baño. Esto provoca la constipación.
OTRAS AYUDAS

- Hierva unas hojas de Sen, cuele bien y ponga la mezcla a hervir de nuevo con unas ciruelas pasas de las cuales se han sacado las semillas. Coma las ciruelas hervidas. Use media taza.
- Un te de las cáscara de Sen o de las hojas puede emplearse sólo. Pero puesto que puede dar cólicos o retortijones, hiervalas con un poco de jengibre o menta (yerbabuena).
- Evite el café, los tés nocivos o el alcohol. Estas bebidas provocan el estreñimiento.
- Use ¼ cucharadita de Epsom Salt en ½ — 1 taza de agua pura. Puede servirse una cucharadita de miel.
- Evite los laxantes comerciales. Emplee los laxantes hierbales.
- Evite todo alimento refinado, procesado como el azúcar blanco, la harina blanca, el arroz blanco, pan blanco, etc.

HIERBAS USADAS:

Agracejo	**Cascara Sagrada**	Diente de león
Durazno	Frambuesas	**Linazas**
Mandrágora	Oliva	Olmo Americano
Palo de banon	Pampalina	**Psyllium**
Ruibarbo chino	Sábila	**Hoja sen con jengibre**
Tamarindo		

FÓRMULA DE MUESTRA PARA ESTREÑIMIENTO/ CONSTIPACIÓN

Consiga una cucharadita de cascara sagrada; ½ hoja sen con ¼ cucharadita de jengibre o 1 cucharada de psyllium. Hierva suavemente los ingredientes por 15 minutos en 3/4 litro de agua. Meta el psyllium sólo cuando se está por tomar. Tome una taza de este té dos o tres veces al día. La cascara sagrada puede usarse aun sólo, si otras hierbas no son disponibles. Use en la medida de 1 cucharada de cascara sagrada para una taza de agua por varias semanas. Los beneficios son grandes.

CORAZÓN

Las causas principales de problemas de corazón provienen de una dieta incorrecta, de la obesidad, junto con hábitos de vivir los cuales son artificiales, sedentarios o llenos de tensión. Las proteínas animales con su alto contenido de grasa saturada y ácido úrico desempeñan un papel notable. Los desordenes metabólicos como diabetes, obesidad, fumar y falta de ejercicio completan el triste cuadro para una de las mayores enfermedades asesinas en los Estados Unidos. Estos factores peligrosos e innecesarios deberían eliminarse para la debida recuperación.

FÓRMULA DE MUESTRA PARA EL CORAZÓN

Consiga ¼ cucharadita de cayena; 3 dientes de ajo; ¼ cucharadita de jengibre; ¼ cucharadita de golden seal; 1 cucharadita de perejil. Hierva suavemente los ingredientes en medio litro de agua, luego haga un licuado con el ajo. Tome ½ taza cada hora o como sea necesario.

HIERBAS USADAS

Agracejo	Avena loca	Azafrán
Betonia	Cayena	Cimifuga
Cinarrodón	Clorofila	Cola de caballo
Ajo	**Espino**	Hierba san Cristóbal
Lobelia	Muérdago	Valeriana

OTRAS AYUDAS

- Siga el Régimen Alcalino Nivel dos o tres dado en este libro.
- Para equilibrar la presión sanguínea y así aligerar la carga sobre el corazón, use una combinación de cayena, ajo, jengibre (también ginsén y/o hidrástide de Canadá si hay), y perejil.
- Para la alta presión use cayena y el ajo.
- Para fortalecer el corazón, use cayena, el ajo, espino fruta.
- No coma en exceso. No use los siguientes: café, carne o grasa de origen animal, alcohol, tabaco, azúcar blanco o alimentos refinados, procesados y fragmentados.
- Use muy poca sal. No use ninguna sal durante las primeras dos semanas.
- Evite el agua destilada que es deficiente en mineral. El agua limpia y no contaminada de las fuentes naturales es mejor.
- No use el agua clorinada. El cloro destruye la vitamina E, la cual es muy esencial para el corazón.
- Tome suficientes ejercicios regularmente. El caminar es excelente para el corazón.

CULEBRILLA
HIERBAS USADAS

Corteza de encino blanco Ajo		Hidrástide de
Canadá	Lapacho	Mirra
Nogal negro	Zarzaparrilla	

FÓRMULA DE MUESTRA PARA TIÑA / CULEBRILLA

Véase la fórmula de Pomada para la piel de Dr. Stanford. Use para los resultados más rápidos. Se puede usar también extracto de nogal negro, frótale con vinagre de manzana o aceite de ricino.

* Sellando herméticamente el aire es una forma eficaz para matar los parásitos de hongos.
* Use el aceite de ajo o vinagre de manzana — tanto adentro como afuera;
* Aplique cada dos o tres horas una mezcla de jugo de limón, la clara de huevo y pintura de uñas.
* Aplique la tintura de lobelia y de aceite de oliva.

DIABETES

La diabetes es un asesino moderno común. Es provocada mayormente por una dieta incorrecta. Es decir, una dieta alta en alimentos refinados (carbohidratos y azúcares), procesados y fragmentados junto con mucha grasa saturada o hidrogeneizada y aceite de origen animal. En breve, se culpa una dieta baja en fibra y alta en almidones o carbohidratos refinados y grasas y proteínas animales. La obesidad y el comer en exceso son, por regla general, factores presentes también. El páncreas con tiempo se descompone y no segrega suficiente insulina para procesar los almidones y azúcares y otros carbohidratos en el cuerpo. Los síntomas comunes incluyen: una sed persistente, orina frecuente o deseo de orinar, y apetito excesivo y persistente. Las tres claves inequívocas son: sed, orina y apetito.

RÉGIMEN INDICADO

▸ Emplee EL RÉGIMEN ALIMENTICIO ALCALINO NIVEL DOS de Dr. Stanford con énfasis sobre las hojas verdes oscuras, las yerbas amargas y agrias, frutas y verduras. Las frutas dulces pueden usarse en moderación, porque ahora se sabe que la insulina no se necesita para la digestión del azúcar en frutas. El berro es excelente. Empieza con moderadas cantidades.

▸ Especialmente buenos son las habichuelas, el ajo, la cebolla, el apio, la berenjena, las olivas, los limones, las manzanas los y rábanos.

▸ Satisfaga la sed con jugos diluidos de frutas o verduras, con tés de hierbas (use un poco de miel pero no azúcar), y caldo de verduras o agua pura.

HIERBAS USADAS:

Alfalfa	Alga marina	Apio
Cascara Sagrada	**Cayena**	Consuelda (raíz)
Diente de león(raíz)	Efedra	**Enebro** (fruta)
Eufrasia	**Hidrástide de Canadá**	
Hojas de frambuesas	**Nim**	Perejil
Pervencha	**Sábila**	**Yerbas amargas**

OTRAS AYUDAS

▸ El ejercicio es especialmente bueno para los diabéticos. Tome ejercicios a diario.

▸ Evite el estreñimiento.

▸ Haga hervir la corteza de Mauby, y póngala en el refrigerador y tome sin azúcar en su estado un poco amargo. Hierva las hojas del árbol nim. Tome una vez por día por cinco días. Deje pasar dos días y repita el ciclo.

▸ Mastique bien y trague unas pocas hojas y flores de la hierba pervencha, o 2--4 hojas del árbol nim.

▸ Mezcle en la licuadora dos o tres dientes de ajo con una rama de apio. Tome una taza durante el desayuno por seis días. Deje pasar uno o dos días y repita.

FÓRMULA DE MUESTRA PARA LA DIABETES

1 cucharadita golden seal (o un cucharada de ajenjo); 1 cucharadita diente de león en polvo(o dos cucharadas de la raíz cortada); 1 cucharada de las hojas de frambuesas (y 1 cucharada de hojas de blueberry si sean disponible); 1 cucharada de reina de los prados o hojas de guayaba (uva ursi). Hierva suavemente las raíces en 1 litro de agua por 15-20 minutos luego apague el

calor y añada los otros ingredientes, dejando por 10 minutos. Tome en cantidad de ½ —1 taza durante todo el día entre comidas.

► Los ayunos no son recomendables para los diabéticos excepto bajo la supervisión de un doctor competente.

DIARREA:
La diarrea puede ser causada por los parásitos o disturbios metabólicos debidos a problemas gastro-intestinales o de digestión.

OTRAS AYUDAS

► Use media cucharada o 3 tabletas de carbón (el carbón activado es el mejor) cada dos horas.
► Tome el jugo de 2-3 limones cada 2-3 horas (diluya con agua o te de hierbas).
► Use arroz blanco o manzana rayada sin la cáscara.
► Use tabletas de consuelda o pepsina.
► La papaya o el plátano es excelente para la diarrea.
► Una sopa de zanahoria es un remedio excelente para diarrea pues las zanahorias ayudan a combatir problemas intestinales de digestión y putrefacción.
► Tome 3--5 tazas de té hecha de una de las hierbas recetadas para las diarreas.
► Use ½ cucharadita of nuez moscada dos veces al día.
► Para cólicos o retortijones meta ½ cucharadita de clavos de especia en un litro de agua y use en porciones durante todo el día.

HIERBAS USADAS
Canela
Corteza de encino blanco

Ajo	**Frambuesas**	**Guayaba**
Hiedra Terrestre	Menta(yerba buena)	
Olmo Americano	Pervencha	Salvia
Zarzas azules secas	**Zumaque**	Nuez moscada

FÓRMULA DE MUESTRA PARA LA DIARREA

1 cucharada lisa de slippery elm (olmo Americano) mezclada en agua tibia o fría de antemano; 1 cucharadita de malagueta (bayberry bark) o encino blanco en polvo; 1 cucharadita de hierba gatera (catnip) o ½ cucharadita de jengibre. Hierva suavemente los ingredientes por 15 minutos en un litro de agua. Tome en cantidad de media — una taza cada hora o como se necesita. Use también, si sea disponible una cucharada de carbón en agua cada dos horas.

DOLOR — Véase DOLORES DE CABEZA

El dolor no es una enfermedad, sino un síntoma de algún problema fundamental de salud. Aunque la aspirina es usada extensamente, es una droga peligrosa. Su nombre correcto es ácido acetilsaliciclo. Es un producto de una clase de alquitrán. Escondiendo el dolor con drogas como la aspirina, le da a uno un falso sentimiento de seguridad. Sería mucho mejor procurar descubrir la verdadera causa de la salud que va empeorando y quitar la causa. Las aspirinas pueden también causar úlceras.

HIERBAS USADAS

Barba de maíz	**Esculetaria**	**Hierba gatera**
Hierbabuena	**Lechuga silvestre**	Lobelia
Lúpulo	Manzanilla	**Ñame silvestre**
Primavera	**Sauce**	·Tahebo
Valeriana		

DOLORES DE CABEZA

Los dolores de cabeza son muy características de nuestra época apurada y sobre-estimulada. Tienen muchas causas, pero la principal es la toxemia: una acumulación de deshechos tóxicos en el sistema. Otras causas incluyen la fatiga, exceso de excitación, indigestión, exceso de bilis, constipación, deshidratación, alta presión, tensión de los ojos, nervios sobrecargados o abusados, problemas del hígado, impura sangre y otras alteraciones bioquímicas en el cuerpo.

Las jaquecas, consideradas por algunas autoridades de salud como dolores de cabeza provocadas por la tensión o por una química corporal

120

muy alterada y tóxica, por nervios agotados o por un nivel muy bajo de azúcar en la sangre. Los dolores de cabeza son síntomas de algún problema fundamental de salud y no deben ser descuidados o puestos a un lado con alguna aspirina o otra píldora para quitar el dolor. De hecho, constituyen advertencias de violaciones de las leyes de salud. Mientras que las drogas como la aspirina pueden quitar la sensación del dolor por algún tiempo — en realidad el problema básico todavía queda y sigue empeorándose.

* Preservativos y aditivos en la comida con frecuencia provocan dolores de cabeza.

HIERBAS USADAS:

Esculetaria	Fenogreco	Hierba gatera
Jengibre	Lúpulo	Manzanilla
Menta (yerba buena)	Pasionaria	Sauce blanco
Tomillo/timo	Valeriana	

* Sumergiendo o bañando los pies en agua calentita con una toalla fría alrededor de la cabeza es un buen remedio.
* Meta un paño en té de lúpulo diluido con vinagre de manzana, escurra y doble alrededor de la cabeza.
* Haga hervir un poco de agua con igual cantidad de vinagre de manzana e inhale el vapor por unos pocos minutos. En 20--30 minutos su dolor de cabeza desaparecerá.
* Ponga una cucharada de tónico amargo Suizo en agua o té (usando una de las hierbas en la lista) 2-3 veces al día.
* A largo plazo: coma con inteligencia y consiga suficiente descanso y ejercicio y sea moderado en todas las cosas.
* Las vitaminas B-complejo ayudan mucho con dolores de cabeza, sobretodo con las jaquecas.
* Evite las drogas (barbiturates), las aspirinas y las drogas semejantes pues son muy peligrosas.

FÓRMULA DE MUESTRA PARA DOLORES /DOLORES DE CABEZA

Obtenga 1 cucharadita de raíz de valeriana en polvo (o 1 cucharada de la raíz cortada); 1 cucharadita de corteza de sauce en polvo; 1 cucharada de la pasionaria (hojas o flores) o 1 cucharadita de esculetaria (skullcap) en polvo; 1 cucharada de hierba gatera, manzanilla o lúpulo; 1 cucharada de trébol morado (o 1 cucharadita de lobelia en polvo o de hojas de muérdago); ¼ cucharadita de cayena o 1 cucharadita de jengibre o 1 cucharada de hierbabuena. Hierva suavemente los ingredientes en 1 medio litro de agua hirviendo por 10-15 minutos. Cuele y tome una taza cada 30-45 minutos o como sea necesario hasta acabarse. La raíz de valeriana no debe hervirse. Echele al apagar el fuego. Esta fórmula es también excelente para fortalecer los nervios. Aunque uno no tenga todas estas hierbas se puede conseguir buenos resultados usando aun una o dos hierbas. Sólo aumente la cantidad debidamente.

DOLOR DE MUELAS/ Y LAS MUELAS

Para dolores de muelas mastique un poco de clavos de especia y meta en la cavidad del diente. Ponga unas gotas de parafina líquida (keroseno) o de extracto de lobelia sobre un pedacito de algodón y meta en el diente.

1. Además consiga 1 cucharada de encino blanco; 1 cucharadita de clavos de especia; 1 cucharadita de lobelia; 2 cucharadas de gordolobo (mullein) o lúpulo (hops). Hierva suavemente el encino blanco por 10 minutos en medio litro de agua. Luego meta los otros ingredientes y deje reposar por 5 minutos. Tome un bocado, guardando en la boca cuanto tiempo pueda antes de tragarlo.

2. Un té de una o dos cucharadas de encino blanco hervida por 15 minutos en medio litro de agua fortalecerá a los dientes flojos. Un té de consuelda ayudará a los dientes podridos. Cepillando los dientes con polvo de nogal negro (black walnut) quitará las manchas.

DOLORES DE OÍDOS

Los dolores o problemas del oído constituyen una de las enfermedades de infantes más comunes de hoy día. Estas, sin embargo, son totalmente innecesarias. Una dieta que fomenta el acidosis y muchas toxinas en el sistema (la leche de vaca, los azúcares refinados, la harina blanca, la soda, las carnes, las especias nocivas, las pimientas blancas y negras, los dulces y los alimentos fritos) producen una gran cantidad de deshechos tóxicos en el sistema y sobretodo en la cabeza.

En algunos casos estas toxinas se manifiestan como resfriados, tonsilitis, influenza, sinusitis y problemas de esa índole. En otras ocasiones las impurezas tratan de escapar por los oídos. Estas impurezas más aun, debilitan las defensas del cuerpo y favorecen la infección — causa notable de terribles dolores de oídos.

OTRAS AYUDAS

- Limpie los intestinos — Dése una enema o lavada si es necesario.
- Ponga en los oídos unas gotas de aceite de ajo, de gordolobo, de ricino, o jugo de limón.
- Una compresa fría o de hielo puede ayudar a reducir los vasos sanguíneos y así aliviar el dolor.
- Corte o licue un diente de ajo en el jugo de dos limones o limas. Tape y deje por lo menos una hora. Cuele y ponga unas pocas gotas en el oído. Esto puede tomarse también.
- Cocine en el horno una cebolla entera y cuando después esté calentito átelo sobre el oído.

ENFERMEDADES VENÉREAS

Las enfermedades trasmitidas sexualmente son muy corriente en la muy promiscua sociedad de hoy. Las principales son sífilis, gonorrea y Sida (HIV).

- Siga El Régimen Alcalino Nivel uno o dos por algún tiempo.

HIERBAS USADAS

Acedera	Alga marina	Avena loca
Bardana	Buchu	Corteza de encino blanco
Ajo	**Equinacea**	Gentian
Hidrástide de Canadá		Lapacho
Milenrama	Nogal negro	Nogal de brujería
Olmo Americano	**Pau D'arco**	Reina de los prados

123

Sábila   **Trébol Morado**   Uva Ursi
Zumaque
* Use las hierbas interiormente en forma de té y exteriormente como ducha o lavada vaginal. 1 cucharada de carbón en el agua o té para la lavada vaginal es también eficaz.
* 1 cucharadita of Tónico Amargo Suizo tomada dos o tres veces al día y usada en la lavada vaginal da excelentes resultados.

FÓRMULA DE MUESTRA PARA LAS ENFERMEDADES VENÉREAS
Consiga una cucharada de equinacea; 2 cucharadas de las hojas y corteza de zumaque (sumach); 1 cucharada de la raíz de zumaque; 1 cucharada de nogal negro; 1 cucharada de olmo americano; 2 cucharadas de la corteza de encino blanco; 1 cucharada de raíz de bardana o de acedera (yellow dock). Hierva suavemente las raíces y corteza en 1 medio litro de agua por 30 minutos. Mezcle el olmo americano de antemano en un poco de agua tibia o fría. Después cuele y tome 1 taza tres o cuatro veces al día entre comidas. Use este té poderoso como ducha 2 veces al día también.

ENVENENAMIENTO
* El carbón es un remedio muy eficaz e inofensivo para la mayoría de los casos de envenenamiento. Use 2-4 cucharadas dependiendo de la cantidad de veneno ingerido o su severidad.

ENVENENAMIENTO DE SANGRE
Carbón   Equinacea   Llantén
Pampalina
ENVENENAMIENTO DE COMIDA
Carbón   Lobelia   Pampalina
Olmo Americano

ESTÓMAGO /PROBLEMAS DE DIGESTIÓN:
Las principales causas son malos hábitos de comer y/o una dieta equivocada, incluso muchas combinaciones indebidas en una sola

comida. Comer muy rápido, comer en exceso, tomando a la hora de comer, etc. son todos factores de no poca importancia.

HIERBAS USADAS:

Ajenjo	Alfalfa	**Cayena**
Corteza de encino blanco		Diente de león
El ajo	Eufrasia	**Frambuesas**
Ginsén	**Hidrástide de Canadá**	
Hinojo	**Jengibre**	Lúpulo
Malagueta	Manzanilla	Menta (yerba buena)
Mirra	**Olmo Americano**	**Papaya**
Sábila	**Té limón**	Tomillo

OTRAS AYUDAS

- Usando la papaya o sábila junto con las comidas ayuda la digestión.
- Los limones, el ajo, la cayena y 1 cucharada de aceite de oliva son eficaces y nutritivos usados sobre las ensaladas.
- Una o dos cucharadas de carbón disueltas en agua tibia o té de hierbas es eficaz para casi cualquier problema agudo del estómago.
- Okra, papaya y olmo Americano son excelentes demulcentes. Cualquier de ellos es excelente para problemas de indigestión.

FÓRMULA DE MUESTRA PARA ESTÓMAGO/INDIGESTIÓN/ GAS
1. Consiga una cucharada de hierba gatera (catnip) (o 1 cucharadita jengibre en polvo); 1 cucharada de hojas de fresas o hojas de durazno; ½ cucharada de slippery elm (olmo americano) mezclado de antemano en agua tibia y/o 1 cucharada de hierbabuena. Remoje estas hierbas por 5-10 minutos en 1 litro de agua hirviendo y tome un taza cada 30 a 45 minutos o como se necesita.

Use cualquiera o varias de estas hierbas si todas no son disponibles, sólo hay que aumentar la cantidad debidamente.
2. **QUEMADURA DE ESTÓMAGO**

Obtenga 1 cucharadita de hierba gatera en polvo (o 1 cucharada de la hierba cortada); 1 cucharadita de semillas de hinojo y/o ⅓ cucharadita de jengibre en polvo (o 10 gramos de la hierba fresca). Hierva suavemente el hinojo y jengibre por 5-10 minutos. Remoje los otros ingredientes en el agua después de apagar por cinco minutos. Cuele y tome una tacita como sea necesario.

FÓRMULA DE MUESTRA PARA POBRE APETITO

1. Ponga 1 cucharada de ajenjo, manzanilla o una cucharadita de golden seal en una taza de agua hirviendo por 5-10 minutos. Tome ⅓ taza de esto 3 veces al día por dos semanas. Será recomendable tomar este té dos semanas al mes por tres meses.
2. Si se usa el golden seal-- basta una cucharadita para una taza de agua hirviendo. Haga todo lo resto igual.

ESTRÉS— VÉASE LOS NERVIOS

FIBROMA — VÉASE TUMORES

GARGANTA (PROBLEMAS DE)
HIERBAS USADAS

Cayena	Cinarrodón	Clorofila
Consuelda	**Corteza de encino blanco**	
El ajo	Eucalipto	Fenogreco
Frambuesas	Gordolobo	**Hidrástide de Canadá**
Hisopo	**Malagueta**	Marrubio
Milenrama	**Mirra**	**Nogal de brujería**
Olmo Americano	Piña	Poleo
Regaliz	Salvia	Tomillo

OTRAS AYUDAS

• Use cualquier de las hierbas arriba (especialmente las en negrillas) como gárgaras para la garganta.
• Los enemas de ajo y/o de carbón combaten la infección.
• Usando agua salada para hacer gárgaras es muy eficaz.

- Moje un paño o toalla en agua salada, escúrralo y átelo alrededor del cuello durante la noche. Coloque un plástico sobre la toalla para conservar seca la almohada.

FÓRMULA DE MUESTRA PARA LA GARGANTA
Obtenga 1 cucharadita de golden seal o 1 cucharada de encino blanco; 1 cucharadita de malagueta (bayberry bark); 1 cucharada de regaliz (licorice) o de olmo americano; ¼ cucharadita de cayena; 1 cucharada de marrubio, gordolobo o hojas de frambuesas. Hierva suavemente las partes duras (las raíces y cortezas) por 20 minutos luego apague y deje remojar con las otras por 8 minutos. Cuele y tome media taza cada 30-60 minutos. Mantenga y revuelva en la boca por un minuto o dos antes de tragar. Puede la mezcla usarse como gárgara con la adición de un poco de sal para ese propósito.

GRANOS/ECZEMA /PROBLEMAS DE PIEL

Los granos como la mayoría de las condiciones de problemas con la piel, suelen indicar sangre corriente muy impura o sucia. Indica también una química corporal muy desordenada. Resultan de largas cantidades de deshechos tóxicos en el cuerpo — provocadas por una dieta incorrecta de alimentos refinados y procesados y ricos en azúcar, carnes y grasas de animal.

Por regla general, hay a la vez el estreñimiento, junto con muy pobre eliminación. La piel es un órgano de eliminación que con frecuencia se llama el tercer riñón. La piel trata de ayudar en la eliminación de impurezas del sistema y los granos son el resultado.

Los pobres hábitos de higiene y la falta de actividad de la piel son factores también. Bañandose con agua caliente y fría ayuda mucho. Un cambio de régimen alimenticio para comer más crudo y sencillo, y un aumento de ejercicio que induzca el sudor son muy necesarios junto con una mejor eliminación.

Los pescados, las carnes, el pollo, el té, café, tabaco, el alcohol, los picantes, la mostaza, las especias nocivas, el vinagre, mucha sal, el polvo de hornear, la soda, los postres, los dulces, los

127

pancakes, el pan caliente, las tortas, los alimentos fritos; comiendo a horas irregulares o muy tarde en la noche, los azúcares y almidones refinados, los alimentos muy cocidos o cocidos en ollas de aluminio, los alimentos ingeridos muy fríos o calientes — son las mayores causas de acidosis y granos.

- Véase SANGRE IMPURA y sigue su programa.
- Use Fórmula Tónico #3, en este libro por tres semanas.
- Use tés de zarzaparrilla, trébol morado, o ortiga libremente.
- El repollo es excelente para desordenes de la piel.
- Use jugos de remolacha y de zanahoria, también otros jugos crudos.

FÓRMULA DE MUESTRA PARA GRANOS

1. Consiga una cucharada de pampalina; 2 cucharadas de trébol morado (red clover); 1 cucharada de llantén. Remoje por 10 minutos en 1 litro de agua hirviendo y tome media taza varias veces al día entre comidas.
2. Hierva 15 gramos de raíz de bardana (burdock) en 1 litro de agua por 20 minutos. Luego añada 2 cucharadas de trébol morado y 1 cucharada de llantén (plantain); tome media taza de este té varias veces al día hasta que se acabe.

GONORREA.
Consiga dos cucharadas de fruta de zumaque; 2 cucharadas de encino blanco; 1 cucharadita de golden seal; 1 cucharadita de malagueta (bayberry bark) o raíz de bistorta (bistort root); 1 cucharada de llantén. Hierva suavemente las raíces y frutas por 20 minutos en un litro de agua, luego añada las hojas mientras se apaga el calor. Deje tapada por otro 10 minutos. Tome una taza cada dos horas hasta que se acabe.

HÁBITO DE FUMAR/USAR CAFÉ /ALCOHOL / ADICCIÓN DE DROGAS
Una dependencia tanta fisiológica como sicológica queda provocada en el cuerpo por el uso o abuso prolongado de las drogas como el tabaco, el café, el alcohol, o hasta las drogas

medicamentosas. El cuerpo se acostumbra al alto nivel de veneno en la sangre. Cuando este nivel empieza a reducirse, el cuerpo crea un "hambre" o deseo intenso para ello. La clave para vencer esta dependencia fisiológica consiste en limpiar cabalmente la sangre de las toxinas acumuladas. Se usa el AYUNO de JUGOS (Una dieta enteramente líquida de jugos de frutas, de verduras o caldo de verduras o tés hierbales). El cuerpo expulsará todas estas toxinas. Cuando los tejidos, células y sangre son libres de las toxinas "el hambre" desvanecerá. Sólo una pequeña cantidad de dependencia sicológica quedará unos pocos meses después, pero por fin desaparecerá.

Véase Terapia de Purificación de Limón en la sección FORMULAS MAGISTRALES. Esto es muy provechoso para estas condiciones

HIERBAS USADAS

Cimifuga	**Esculetaria**	Hierba gatera
Hierba san Cristóbal	**Lúpulo**	Menta (yerba
buena)	**Olmo Americano**	**Valeriana**

Las hierbas en negrillas, junto con el olmo Americano quitan el "hambre" para el tabaco.

- Con Ayuno de Jugos la "sed" se quita más rápido.
- Las mujeres quienes fuman se envejecen dos veces más rápido que las que no lo hacen.
- Dos enemas (2) diarios deben acompañar el Ayuno de Jugos para eliminar las toxinas.
- Siga El Régimen Alcalino Nivel dos o tres después, para fortalecer su cuerpo y afirmar la gran victoria ganada para la salud.

FÓRMULA DE MUESTRA CONTRA EL FUMAR (AYUDA PARA VENCER)

Obtenga una cucharadita de valeriana en polvo; 1 cucharada de lúpulo (hops); 1 cucharadita de esculetaria (skullcap); 1 cucharada de olmo americano (slippery elm); 1 cucharada de hierbabuena (menta). Mezcle de antemano el olmo americano en un poco de agua tibia o fría, luego ponga todos los ingredientes en 1 litro de agua hirviendo por 10 minutos. Añada dos cucharadas de miel. Tome ½ taza cada hora o como sea necesario hasta acabarse.

HALITOSIS(mal aliento)

Aunque los dientes malos pueden causar mal aliento, la causa principal y no sospechada de mal aliento es las condiciones de fermentación, indigestión, putrefacción, gas, etc, y la constipación resultante en los intestinos gruesos y el colon. La comida que fermenta y pudre en los intestinos producen malos gases y toxinas. Estos malos olores, sobretodo cuando hay estreñimiento crónico pasan a la corriente sanguínea y luego a los pulmones y finalmente por el aliento de la persona al hablar — de ahí el mal aliento.

HIERBAS USADAS:

Ajenjo	El ajo	**Hidrástide de Canadá**
Jengibre	Menta (yerba buena)	
Musgo de Irlanda	Perejil	
Romero		

OTRAS AYUDAS

- Siga el régimen Alcalino Nivel dos o tres dado en el libro por algunas semanas.
- Use té de ajenjo (½ cucharada a 1 taza agua) por una semana o dos.
- Use cascara sagrada, nim, o Tónico Amargo Suizo.
- Elimine proteínas y grasas animales y productos lacteos de la dieta por 2-3 meses.
- Siga el programa para combatir la constipación en el libro.
- Tome una taza té hecho de una de estas hierbas 1½ --2 horas después de comer.

FÓRMULA DE MUESTRA PARA EL HALITOSIS/ MAL ALIENTO

Consiga 1 cucharada de ajenjo o 1 cucharadita de golden seal; 1 cucharadita de cascara sagrada; 1 cucharadita de jengibre o 1 cucharada de yerbabuena y 1 cucharadita de romero. Hierva suavemente las raíces en medio litro de agua por 20 minutos mientras que se tapa. Luego añada las otras hierbas y apague el fuego. Cuando se enfríe divida en tres porciones. Tome una porción cada cuatro o cinco horas entre comidas. Use durante 2-4 semanas.

HEMORRAGIA:

Por regla general, se puede emplear cualquier de las hierbas siguientes que son buenas hierbas astringentes.

HIERBAS USADAS

Bistorta	**Cayena**	Consuelda
Corteza de encino bl.		Frambuesas
GordoloboHidrástide de Canadá		**Llantén**
Malagueta	Olmo Americano	Ortiga

* Colocando el hielo sobre una herida que sangre ayuda a contener la hemorragia.
* El jugo de limón o lima puede inhalarse por las narices para parar sangre de las narices.

HEMORROIDES (ALMORRANAS)

Cuando las venas alrededor del recto se ponen dilatados e inflamados la condición se describe como hemorroides o almorranas. Eso es una condición dolorosa pero común. Una dieta pobre o baja en fibra (refinada, procesada "civilizada") que provoca la constipación, es casi invariablemente la fundación del problema. La dieta sin fibra provoca dificultades al hacer el baño pues hay formación de deshechos difíciles de pasar. Las venas en derredor del recto luego se hacen hinchados e inflamados.

El problema puede ser externo (visible) o interno. Los laxantes regulares comerciales que irritan las membranas mucosas, o las especias nocivas como la pimienta negra, y la mostaza, son frecuentemente los elementos culpables no sospechados. Otro factor culpable, pero no reconocido, es el acto de tomar una cantidad insuficiente de agua — la deshidratación. Eso resulta en el estreñimiento y el ciclo explicado arriba.

Un hígado lento o enfermo y la acumulación indebida de sangre en las venas pasando demasiado lenta, se ha probado un factor que contribuye a la condición. En el embarazo, cuando estos factores sean presentes la condición puede ser fuerte y dolorosa.

Siga el programa para la constipación.

- Corte un pedazo de papa (las rojas son mejores) como tamaño de su meñique y aplique vitamina E (o aceite de oliva como sustituto). Meta esto en el recto de noches. Puede poner el polvo de carbón sobre la papa con la vitamina E o aceite de oliva para mejor resultado.
- El carbón y grasa de cacao, vaselina, cera de abeja, o hasta aceite de oliva puede emplearse también.
- Un enema hecho con té de alguna hierba astringente y demulcente (véase el glosario) como corteza de encino blanco, llantén (o hasta té con jugo de limón, con carbón o con ajo). Use 1 cucharada de la hierba para un litro de agua.
- Baños de sitz fríos o calientes pueden ayudar en forma notable.
- Hierva a fuego lento el ajo en polvo o ajo fresco (uno o dos dientes, si se emplea mucho causará dolor al arder) bien machacado con mantequilla de cacao o cera de abejas. Haga supositorios de la mezcla. Meta uno en el recto al acostarse y después de cada evacuación.

FÓRMULA PARA HEMORROIDES

Hierva suavemente 2 cucharadas de gordolobo (mullein); 2 cucharadas de slippery elm (olmo Americano); y 1 cucharada de encino blanco o lapacho en un litro de agua por 20 minutos. Tome 1 taza cada dos o tres horas o dos tazas después de cada evacuación intestinal.

HIPOGLUCEMIA (INSUFICIENTE AZÚCAR EN LA SANGRE)

La hipoglucemia es una condición que queda al otro extremo del diabetes. Se describe como la sangre baja en azúcares. Con el diabetes, hay demasiado azúcar en la sangre, hasta tirarse en la orina.

En lo pasado, una dieta alta en carne fue recomendada para la enfermedad. El tiempo ha demostrado, sin embargo, que ella suele resultar en cambiar una enfermedad para otra peor. Ahora se sabe que los granos, semillas y nueces son infinitamente mejor. No obstante, la cantidad total de granos, nueces y semillas nunca debe exceder 20 % de la dieta, puesto que son alimentos ácidos como son los alimentos altos en proteínas. Estas semillas y nueces deben ser siempre crudas. Los granos pueden cocinarse pero son muy superiores usados en forma de germinados. Para vencer la hipoglucemia, la actividad del páncreas y de las glándulas debe normalizarse. El enfermo debe abstenerse fielmente de usar todos los alimentos procesados y refinados. Los azúcares y las harinas refinados, y todos los productos nocivos como la soda, el helado, los dulces, las tortas, las pasteles, etc., deben descartarse. Deje en paz todos los productos de origen animal, excepto la miel. Es importante tener presente que el uso excesivo de la sal provoca una pérdida de potasio en la sangre que precipita un bajo en el nivel de azúcar en la sangre. Los alimentos ricos en potasio (plátano, naranjas, papas, semillas de girasol) son muy recomendables. Véase la lista atrás.

FÓRMULA DE MUESTRA PARA LA HIPOGLUCEMIA

1. Obtenga una o dos cucharadas de raíz de diente de león; 1 cucharadita de rábano y 1 cucharada de licorice (regaliz). Hierva suavemente en 1 litro de agua por 20 minutos. Cuele y tome media taza cada 30 minutos. Añada ½ -1 cucharadita de miel cada hora o dos. Esto no será perjudicial. Añada un pellizco de cayena para mejor resultado.

2. Remoje 2 cucharadas de trébol morado en medio litro de leche de soya que se está hirviendo. Tape bien y apague el calor. Añada ¼ - ½ cucharadita de cayena y ½ cucharadita de miel. tome ½ taza cada 30 minutos.

HIERBAS USADAS

Fórmula # 1: Diente de león, rábanos, regaliz, azafrán
Fórmula # 2: Cayena, trébol morado, soya.

• Limpie las glándulas, mejore la digestión y la circulación y fortalezca los nervios.

• Use el Régimen Alcalino Nivel dos o tres por algunas semanas.

• No es necesario aun con la hipoglucemia comer muchas comidas diarias como algunos médicos recomiendan. Los jugos frescos de frutas o verduras pueden tomarse entre comidas y mantendrán el nivel debido de azúcar en la sangre sin sobrecargar el sistema digestivo.

HONGOS / INFECCIONES VAGINALES

Cuando la sangre corriente es pura y la circulación se conserva en forma debida por medio del ejercicio y la ropa adecuada, la infección de hongos se hace casi non-existente. Los gérmenes del hongo y otros gérmenes no pueden ganar la ventaja. La vía reproductiva femenina mantiene cierto nivel de acidez que no conviene a los gérmenes. El uso de anticonceptivos químicos, las drogas, las lavadas vaginales excesivas, alteran la química de la vagina, haciendola más susceptible a las infecciones de hongos.

Los productos de animal (las carnes, las grasas, la leche, el queso), las comidas refinadas y procesadas, el azúcar blanco, etc, rebajan las defensas del cuerpo con la cantidad excesiva de toxinas y contaminan la sangre. De esta forma un ambiente congenial se prepara para los gérmenes del hongo. Un régimen alcalino de comidas crudas se necesita por 2-4 semanas (más tiempo mejor). Con esto el cuerpo puede restaurar la sangre y la química debida del cuerpo. No es necesario descartar todos los granos como algunos doctores recomiendan. Durante el primer mes, será sabio no usarlos, sobretodo si uno está sobrepeso. Pero después si se usa con mucha moderación (como 15% de la dieta total) son de mucho provecho. Los granos quedan mejor asimilados en el cuerpo en la forma de germinados. Los jugos crudos de verduras o frutas deben usarse libremente.

HIERBAS USADAS

Agracejo	Aletría harinácea	**Bistorta**
Cardo bendito	**Cola de caballo**	Consuelda
Corteza de encino bl.		**El ajo**
Equinacea	Fenogreco	Frambuesas
Gaulteria	**Hidrástide de Canadá**	Hierba san

134

Cristóbal	Jengibre	Llantén
Malvavisco	**Mirra**	**Nogal de brujería**
Nogal negro	Olmo Americano	Ortiga
Reina de los prados		Sábila
Tomillo	Uva Ursi	

OTRAS AYUDAS

- Limpie el cuerpo y los intestinos y busque fortalecer el sistema inmune.
- Siga El Régimen Alcalino Nivel dos o tres por algún tiempo.
- Use una ducha de las hierbas en negrillas, individualmente o en combinación. Una excelente combinación incluye sábila, corteza de encino blanco, ajo y cayena. Cola de caballo puede añadirse también.
- Una ducha de corteza de encino blanco o bistorta es buena para la hemorragia vaginal.
- Un té de malvavisco, olmo Americano o otra hierba demulcente (véase el glosario) sirve bien para la irritación vaginal.
- Una cucharada de carbón disuelta en agua con ajo o té de hierbas, también sirve para una buena ducha o lavada vaginal.
- Una ducha (lavada vaginal) de ajo fresco, de sábila y corteza de encino blanco o carbón debe vencer una infección de hongos en tres días.
- Meta el yogur hecho en casa en la vagina.
- Para los bebés o niñitos, frote el área con el aceite de ajo o lave el área con agua en el cual ajo licuado está mezclado.

FÓRMULAS DE MUESTRA PARA LOS HONGOS

1. Consiga una cucharadita de golden seal; 2-3 dientes de ajo; 1 cucharadita de equinacea o mirra; 1 cucharadita de nogal negro (black walnut, ajenjo o llantén) y ¼ cucharadita de cayena. Hierva suavemente el golden seal, mirra o nogal negro por 15 minutos en 1 litro de agua. Meta los otros ingredientes, tape bien, apague el calor y remoje por 10 minutos. Cuele y cuando esté frío tome 1 taza tres o cuatro veces entre comidas hasta acabarse. Se puede emplear exteriormente sobre las heridas para lavarlas. Use 3-5 veces al día si sea necesario.

2. Consiga una cucharada de equinacea; 2 cucharadas de las hojas y corteza de zumaque (sumach); 1 cucharada de la raíz de zumaque; 1 cucharada de nogal negro; 1 cucharada de olmo americano; 2 cucharadas de la corteza de encino blanco; 1 cucharada de raíz de bardana o de acedera (yellow dock). Hierva suavemente las raíces y corteza en 1 litro y medio de agua por 30 minutos. Mezcle el olmo americano de antemano en un poco de agua tibia o fría. Después cuele y tome 1 taza tres o cuatro veces al día entre comidas. Use este té poderoso como ducha 2 veces al día también.

3. Es muy recomendable hacer un licuado con dos o tres dientes de ajo para mezclar con estos tés después de colarlos.

ICTERICIA / HEPATITIS/ HÍGADO
-- Véase VESÍCULA BILIAR.

El síntoma típico de esto es la condición amarilla de la piel y de los ojos. Esto es el tipo que no es contagioso. La ictericia es causada por la enfermedad o descomposición del hígado. Las enfermedades que obstruyan o congestionen el hígado o la vesícula biliar provocan una absorción aumentada del bilis en la sangre corriente. Esto explica la razón por la cual la piel y el ojo se ven descolorados.

Se sabe que otras enfermedades han provocado la ictericia. Ejemplos incluyen piedras biliares, el cáncer, la cirrosis del hígado, las infecciones, etc. Otros factores culpables incluyen las bacterias y los virus, ciertas drogas, las toxinas. Efectivamente, hasta las transfusiones de sangre se sabe que han provocado la ictericia.

Siga el tratamiento para la vesícula biliar, diabetes, y desordenes digestivos. Use las hierbas amargas como Hidrástide de Canadá, cascara sagrada, diente de león o sábila. Use el ajo y los limones libremente. El Régimen Alcalino Nivel uno o dos por 2--4 semanas está indicado. Durante el estado agudo de la condición, una fomentación sobre el hígado y estómago ayudará mucho a reducir el dolor.

FÓRMULA DE MUESTRA PARA LA ICTERICIA
1. Consiga una cucharada diente de león; 1-2 cucharaditas de cascara sagrada; 1 cucharadita de golden seal o 1 cucharada de

ajenjo; 1 cucharadita de barberry (agracejo) o 1 cucharada de encino blanco o de perejil. Hierva suavemente las raíces por 15 minutos en un litro de agua. Añada los otros ingredientes y deje reposar por 10 minutos son fuego. Cuele al enfriarse y tome una taza cada dos o tres horas hasta acabarse.

2. Consiga dos cucharadas de trébol morado; 1 cucharada de acedera (yellow dock) o raíz de bardana; 1 cucharada de diente de león (1 cucharadita en polvo); 1 cucharada de perejil o cucharadita en polvo. Hierva suavemente mientras que se tapa las raíces en 1 litro de agua por 25 minutos. Ahora apague el calor y añada el trébol morado(2 cucharadas) o perejil y deje reposar por otros 10 minutos. Mantenga tapada. Tome en cantidad de ½ --1 taza cada hora o dos hasta acabarse. 1 cucharada de milkweed puede añadirse si hay problemas con la bilis.

IMPOTENCIA Y RENOVACIÓN SEXUAL ESTERILIDAD, MENOPAUSIA / ACALORAMIENTOS / IMPOTENCIA SEXUAL

Esto representa una condición que se está volviendo casi como una epidemia hoy día. Mientras que la impotencia sexual suele ser de origen sicológico, la dieta, el abuso de drogas y de estiroides y la forma de vivir de uno, afectan directamente la condición.

Por ejemplo, la hormona de crecer llamada dietlystilbesterol, usada libremente por la industria lechera y de carne para acelerar el crecimiento de estos animales, se sabe que causa la impotencia sexual en muchos varones americanos. El exceso en la actividad sexual y las enfermedades venéreas desempeñan un principal papel en bajar la vitalidad sexual y la salud.

Cualquier cosa que reduzca la circulación como el fumar, el café, el alcohol, etc, debilitan los nervios y pueden obstaculizar los vasos sanguíneos. Cuando los vasos sanguíneos sean así congestionados reducen en forma definida la salud sexual.

Por otra parte, al fortalecer los nervios, mejorar la circulación, y limpiar los vasos sanguíneos que quedan bloqueados con grasa y colesterol, la vitalidad sexual y la salud general quedan fortalecidas. Una dieta cruda por dos meses tomando a la vez los jugos crudos de verduras, hará milagros al rejuvenecer el sistema sexual. Para obtener los resultados más rápidos, siguen la dieta alcalina nivel uno. La dieta nivel dos dará buenos resultados también; sólo tomará un poco más tiempo.

Finalmente, tenga presente que donde hayan factores sicológicos básicos como el resentimiento, la preocupación o el miedo, esto necesita ponerse a un lado o resolverse. Con todo, el conocimiento de que su cuerpo esté en buena salud y que su sistema funciona bien, como resultado de seguir un buen programa y dieta, aumentará grandemente su confianza propia. Más aun, la confianza propia es una ingrediente principal en fomentar el vigor y la vitalidad sexuales.

HIERBAS USADAS

Angélica	Cayena	**Damiana**
Diente de león	El ajo	Encina del mar
Equinacea	**Ginsén**	**Gotu Kola**
Hidrástide de Canadá		**Palmito Enano**
Pampalina	**Pasionaria**	Semillas de calabaza
Zarzaparrilla		

OTRAS AYUDAS

- Zinc es también provechoso.
- El hábito de fumar y tomar alcohol debe abandonarse. Debilitan el sistema sexual, el sistema inmune y el cuerpo.
- Para acaloramientos, la pasionaria, la damiana, la angélica y zarzaparrilla son muy recomendables. El ginsén y la cimifuga suplen valioso estrógeno. Use también para esta condición alimentos ricos en calcio y potasio y las vitaminas A, B, C, D, E.

FÓRMULA DE MUESTRA PARA IMPOTENCIA /
RENOVACIÓN SEXUAL

138

Consiga una cucharada de zarzaparrilla o damiana; 1 cucharada de palmito enano (saw palmetto berries); 1 cucharadita de golden seal; ½ cucharadita de gota kola o ginsén; 2-3 dientes de ajo. Hierva suavemente los ingredientes por 20 minutos como en la fórmula para la próstata. Haga un licuado con el ajo en el té sólo después de colar. Luego tome ½ --1 taza cada hora o dos hasta que se acabe el té.

INFECCIONES:
Las infecciones son invasiones del cuerpo por microbios. Los síntomas comunes son inflamaciones, hinchazones, dolores en la parte afectada, etc. Es la costumbre que la medicina moderna culpa las bacterias y virus para casi todas las enfermedades de la humanidad. Sin embargo, eso es sólo tan pequeña parte de la verdad que hasta puede considerarse mentira. No sea engañado. La principal causa de las enfermedades, es los hábitos auto-destructivos, complacientes y equivocados del hombre en su forma de comer y beber -- su vida artificial.

Las tensiones y las drogas debilitan la resistencia corporal notablemente. Una vez que queda debilitado el sistema inmune por estos hábitos anti-naturales, los gérmenes oportunos entran en el cuadro en el escenario de la enfermedad. La función de los gérmenes en la naturaleza es poner de nuevo en el ciclo (reciclar) sustancias o organismos muertos o en estado de descomposición -- quitar o limpiar la basura de la tierra por así decirlo.

Por consiguiente, cuando convertimos a nuestro cuerpo en un basurero con los alimentos debidamente llamados "junk food", aun cuando sean muy sabrosos, creamos condiciones favorables para estos gérmenes, y ellos entran con gozo para hacer su tarea -- reciclar a ese organismo que se está mostrando no idóneo para vivir.

Se dan cuenta que nuestro organismo se está acercando al sepulcro, juzgando por la cantidad de sustancias tóxicas y en estado de descomposición en el sistema. Una infección es una señal que estos gérmenes se están trabajando. Si la resistencia corporal está alta, puede dominar los gérmenes y decirles que anden en busca de otra víctima. De otro modo los gérmenes o microbios seguirán dedicándose a su tarea de preparar sus víctimas para la muerte y el reciclo. En breve esto el propósito de una infección -- por lo menos del punto de vista de los gérmenes.

En esta forma la única solución sensata es limpiar su cuerpo y fortalecer su sistema inmune. Las drogas no pueden hacer esto.

HIERBAS USADAS:

Ajenjo	**Berro**	Cayena
El **ajo**	**Equinacea**	**Hidrástide de Canadá**
Jengibre	Limones	Llantén
Lobelia	Milenrama	**Mirra**
Nogal negro		

OTRAS AYUDAS

- Vitaminas A, B-complejo, C, E
- Minerales: zinc, calcio, potasio
- Enemas de ajo, carbón o té de alguna hierba para la condición.
- El aceite de ajo es una poderosa medicina para la infección. Puede emplearse adentro y afuera.
- El berro machacado o en forma de jugos es más poderosa que hasta la penicilina.

FÓRMULA DE MUESTRA PARA LAS INFECCIONES

Consiga una cucharadita de golden seal; 2-3 dientes de ajo; 1 cucharadita de equinacea o mirra; 1 cucharadita de nogal negro, de ajenjo o de llantén); ¼ cucharadita de cayena. Hierva suavemente el golden seal, la mirra o el nogal negro por 15 minutos en 1 litro de agua. Meta los otros ingredientes, tape bien, apague el calor y remoje por 10 minutos. Cuele y cuando esté frío, tome 1 taza tres o cuatro veces entre comidas hasta acabarse. Se puede emplear exteriormente sobre las heridas para lavarlas. Lave 3-5 al día si sea necesario.

INFLUENZA (Gripe)

- Una dieta líquida por 2-3 días (jugos de frutas, verduras, caldos de verduras tés de hierbas con un poco de miel. No use azúcar. El jugo puro de la caña puede emplearse.
- Macere o mezcle en la licuadora 2-4 dientes de ajo en media o una taza de jugo de limón o lima. Tape y deje reposar por lo menos una hora, luego tome una cucharadita en un poco de agua o té cada hora o dos horas.

HIERBAS USADAS:

Alfalfa	**Ajo,**	**Cayena**
Cinarrodón	Fenogreco	Frambuesas
Hidrástide de Canadá		Hierba gatera
Jengibre	Menta (yerba buena)	Milenrama
Olmo Americano	Salvia	Té limón
Tomillo	Trébol Morado	

INSOMNIO
AYUDAS

- La causa de ésta es con frecuencia la intemperancia y la sobre-estimulación: trabajar en exceso, la preocupación, falta de ejercicio, las tensiones, y comer muy tarde o comer comidas pesadas de noche.
- Un baño tibio o caliente de los pies seguido por una taza caliente de té hecho de las hojas del árbol calabash, de guanábana o de lechuga es un excelente remedio.
- Tome una taza de té de las hojas de la pasionaria.
- Véase los DOLORES DE CABEZA . Las mismas medidas inducirán el buen sueño.
- Una taza de té de la hierba lúpulo es especialmente eficaz para el insomnio. Ponga 2-4 cucharadas en ½ litro de agua hirviendo.

FÓRMULA PARA EL INSOMNIO
Véase la fórmula para los nervios.

LOS RIÑONES / PROBLEMAS DE VEJIGA
Los riñones son dos órganos con la forma de habas que llevan a cabo la función vital de filtrar y purificar la sangre. Producen la

orina. En la buena salud, los riñones son tan eficaces al hacer su tarea que en comparación con ellos las máquinas de diálisis hechas por los seres humanos parecen ser muy primitivos. Los hábitos descuidados y artificiales del hombres dañan los riñones gravemente. El fumar daña los riñones. La falta de ejercicio contribuye a la formación de piedras en los riñones. Una dieta que es rica en las especias nocivas tales como pimienta negra u blanca, mostaza, vinagre (excepto vinagre de manzana), y en las azúcares refinados, las carnes y grasas animales etc, engendran tantas impurezas que los riñones se ven sobrecargados al hacer su tarea de eliminación. En esta forma semejante dieta contribuye a los problemas renales.

La espinaca y el ruibarbo contienen largas cantidades de ácido oxálico y deben evitarse cuando hay problemas con los riñones. Pueden emplearse crudos en moderación en las ensaladas o jugos con beneficio. El chocolate y el té deben abandonarse pues también contienen ácido oxálico. El café es una de las bebidas más dañinas que haya para la salud. Déjenlo en paz. Tome los jugos de las verduras y los tés hierbales de la lista dada abajo. Sea bondadoso para con los riñones. Siga una dieta mayormente alcalina y los riñones serán sus siervos para siempre.

HIERBAS USADAS

Barba de elote	Buchu	Consuelda
Corteza de encino bl.	**Diente de león**	**Enebro** (fruta)
Hidrástide de Canadá	Malvavisco	Olmo
Americano	Ortiga	**Pepino**
Perejil		**Uva Ursi**

OTROS USOS:

* Estas hierbas son buenas también para: el orinar en cama, la sangre en la orina, los cálculos renales, y la retención de líquido. Dos formulas excelentes siguen.
* Fórmula #1: Manzanilla, diente de león, enebro, perejil, uva ursi
* Fórmula #2: Jengibre, hidrástide de Canadá, enebro, lobelia, malvavisco, perejil, uva Ursi

142

- Elimine los malos hábitos que dañan los riñones. (Comidas muy ricas, no suficientes frutas y ensaladas crudas, falta de suficiente agua y las especias fuertes y picantes).
- Elimine las especias nocivas y picantes como (mostaza, pimienta negra y blanca, vinagre, etc) excepto la cayena en moderación.
- Siga el Régimen Alcalina nivel dos.

FÓRMULA DE MUESTRA PARA LOS RIÑONES

Consiga una cucharada de enebro (juniper berries) o uva ursi; 15 gramos de barba de maíz o 1 cucharadita de perejil; 1 cucharada de encino blanco en polvo o una cucharada de la corteza cortada). Hierva suavemente el enebro y encino blanco en un litro de agua por 15 minutos. Luego meta la barba de maíz como cinco minutos antes de terminar de cocer. Tome media taza de este té poderosa durante todo el día hasta que se acabe.

MAREOS —Véase los DOLORES DE CABEZA.

HIERBAS USADAS

Betonia	Hierba gatera	Jengibre
Lúpulo	**Manzanilla**	**Menta(yerba buena)**
Valeriana		

MALARIA

La malaria ocurre mayormente en las regiones tropicales del mundo tales como África, América Central y Asia del Sureste. Es una de las primeras enfermedades registradas en la historia humana. Es una enfermedad causada por microbios (protozoo) que es muy extensa y frecuentemente fatal. Se estima que hay más de 275 millones de casos de infecciones de malaria mundialmente cada año. De estos resultan como 2 millones de muertes.

La palabra "malaria" significa "mal aire" en Italiano. En realidad ello revela que antes de 1880 la opinión prevalecía que la enfermedad fue causada por gases de las regiones pantanosas donde muchos casos de la enfermedad suelen prevalecer. Sin embargo, en 1880, Carlos Laveran observó un parasito protosol en la sangre de un paciente afligida. Luego en 1898 Ronald Ross descubrió que la picadura del mosquito hembra de la clase de Anofeles transmite los parásitos malévolos a la sangre de la víctima.

Una vez hallados en la sangre corriente, los parásitos viajan hasta el hígado donde se reproducen asexualmente en las células del hígado. Estas células rompen y sueltan los parásitos de nuevo en la sangre corriente. Los parásitos luego entran en los glóbulos rojos, donde se reproducen asexualmente, alimentándose de la hemoglobina de las células. Después, los glóbulos rojos a su turno, rompen, soltando formas asexuales y potencialmente sexuales de los parásitos. Las formas sexuales tienen que desarrollarse en los intestinos del mosquito Anofeles que ha picado un ser humano con sangre infectada. En esta forma el ciclo del parásito se cumple. El ciclo causa los síntomas de fiebre y escalofríos intermitentes en las víctimas de malaria. Hay cuatro tipos del parásito que causa la malaria, y el ciclo de cada tipo se cumple en un plazo de tiempo diferente. Como resultado los síntomas se manifiestan como cada 24 horas cuando la víctima es infectada con el género P. Falciparum, a plazos de 48 horas con la clase P. Vivax y P. Ovale, y a intervalos de 72 horas con el género P. Malariae. Los dolores de cabeza, la debilidad, y el bazo hinchado, son otros síntomas que indican la malaria.

Algunas razas tienen defensas genéticas contra la malaria. Por ejemplo, las gentes del Mediterráneo y de África, tienen genes para la hemoglobina alterada, y como resultado los parásitos no pueden crecer y multiplicar tan fácilmente comc con el caso de hemoglobina normal. Las personas que tienen un gene con la hemoglobina normal y uno con la hemoglobina alterada reducen sus riesgos de adquirir la malaria. Sin embargo, desgraciadamente, las personas que heredan dos genes alteradas son vulnerables a la enfermedad de la **anemia perniciosa** o lo que se llama en inglés sickle-cell disease.

Las hierbas siguientes son eficaces como sustitutos para la quinina en esta condición. La corteza de chinchona — de la cual se hace la quinina--, el golden seal, el té limón, la raíz de diente de león, la consuelda, la fruta de zumaque, la cascara sagrada, la esculetaria (skullcap), la raíz de genciana, el durazno, lasalvia, la verbena, la corteza del álamo blanco, la magnolia, la betonia, equinacea, bonset, la corteza de encino blanco, nabos (usados rayados con la cáscara), milenrama, **el sauce blanco, cayena,** jengibre y la mayoría de la **hierbas amargas.** La corteza de sauce y la pimienta cayena constituyen una combinación que actúa rápido y es completamente saludable. Den el té de estas hierbas en cucharadas frecuentemente cuando sea necesario.

Nota: Mientras que el golden seal y el sauce son sustitutos excelentes para la quinina, la última es la mejor para casos de la malaria.

MEMORIA/ENERGÍA/SENILIDAD/ESTERILIDAD/ VITALIDAD

Había un tiempo cuando la pobre memoria iba asociada con la vejez. Pues, ahora no. La generación más joven o se está envejeciendo más rápido o esta siendo vencida por este ladrón de salud mental.

¿Pero sabía usted que no es necesario tener una memoria que va empeorando y debilitandose notablemente al envejecerse. Oh no. Si se sigue una forma natural de vivir, comer una dieta esencialmente alcalina (frutas y verduras)crudas se puede conservar sus facultades mentales y la memoria hasta sus últimos días. Los alimentos cocidos, refinados y procesados y el cocinar los alimentos en ollas de alumínio dañan sus facultades mentales y su salud física.

Los alimentos crudos, por otra parte y los jugos crudos de verduras y frutas son especialmente buenos para la memoria. El ejercer la memoria constantemente, poniendola a trabajar , ayuda a conservarla fresca y vigorosa.

HIERBAS USADAS

Azafrán	Cayena	Consuelda
Diente de león	Don Qua	**Equinacea**
Espino		**Ginkgo**
Ginsén	**Gotu Kola**	**Hidrástide de Canadá**
Ho-shou-wo	Malagueta	Menta (yerba buena)
Mirra	Nogal negro	Regaliz Té limón

• Siga el Régimen Alcalino Nivel dos o tres por algunas semanas.

145

FÓRMULA DE MUESTRA PARA LA MEMORIA/CEREBRO

Consiga ½ cucharadita de ginsén; ½ cucharadita de gotu kola; ½ cucharadita de golden seal o de equinacea (echinacea); ½ cucharadita de ginko bilboa o 1 cucharada de diente de león; 1 cucharadita de hierbabuena(menta) o té limón; un pellizco de cayena. Hierva suavemente las raíces por 20 minutos en 1 litro de agua. Añada los otros ingredientes, dejando remojar por 10 minutos. Al enfriarse, cuele y tome una taza 3-5 veces al día entre comidas.

NERVIOS DÉBILES O AGOTADOS

Éstos constituyen otra señal de nuestra moderna sociedad que va tan rápido y tan llena de tensión y estrés. Los nervios debilitados y agotados son el resultado de hábitos incorrectos de comer y vivir. La pobre eliminación, el exceso de preocupación, la ansiedad, la falta de ejercicio, de descanso y de sueño adecuado, el exceso de estimulación y los abusos de los sentidos son todos factores culpables e injuriosos que deberían eliminarse para la debida recuperación de la salud nerviosa.

HIERBAS USADAS

Acedera	Apio	Cascara Sagrada
Cimifuga	Durazno (hoja)	Esculetaria
Hidrástide de Canadá		**Hierba san Cristóbal**
Hierba gatera	Hierba de San Juan	Hinojo
Hisopo	Jengibre	Lobelia
Lúpulo	**Manzanilla**	Menta (yerba buena)
Milenrama	**Muérdago**	Ñame silvestre
Pasionaria	Salvia	**Trébol Morado**
Valeriana		

OTRAS AYUDAS

- Elimine los malos hábitos que producen nervios débiles.
- Elimine especias nocivas y picantes (mostaza, pimienta negra y blanca, vinagre, etc) excepto la cayena en moderación.
- Use acedera, cayena y eucalipto para desordenes nerviosos.
- Siga El Régimen Alcalino Nivel dos o tres por algún tiempo.

FÓRMULA PARA LOS PROBLEMAS DE NERVIOS

1. Consiga una cucharadita de valeriana en polvo o 1 cucharada de la raíz cortada; 1 cucharada de las flores o hojas de la pasionaria o la esculetaria; 1 cucharada de hierba gatera, manzanilla o lúpulo; 1 cucharada de trébol morado, lobelia o 1 cucharadita de hojas de muérdago (mistletoe). Ponga todos los ingredientes en 1 medio litro de agua hirviendo por 10-15 minutos, luego cuele y tome una taza cada hora o dos hasta acabarse. La raíz de valeriana no debe hervirse. Aunque tenga una sola hierba puede dar buenos resultados.

2. Consiga una cucharada de acedera (yellow dock); ¼ cucharadita de cayena; 15 gramos de hojas de eucalipto o de trébol morado. Hierva suavemente las raíces en 1 litro de agua por 20 minutos. Luego remoje el resto de las hierbas. Cuele y luego tome como en el ejemplo arriba.

OBESIDAD

Mientras que con frecuencia hay un factor hereditario, los malos hábitos de comer heredados o adquiridos, por regla general, suelen ser el problema fundamental de la obesidad. Estos hábitos de comer tienen que cambiarse. Hay que cambiar también un estilo de vivir demasiado sedentario. Evite el azúcar, los almidones refinados, y otros alimentos refinados y muy procesados junto con grasa saturada (de origen animal o grasas hidrogeneizadas), las proteínas animales, y mucha sal. A menos que la persona gorda **esté realmente lista** o dispuesta para perder peso, poco valen las penas de otras personas.

*   Siga El Régimen Alcalino Nivel dos o tres por algún tiempo, dependiendo en cuán rápido se desean los resultados.
*   El ejercicio debe ser una parte vital de su vida diaria. Caminar es una forma excelente para tener ejercicio.
*   Use el Tratamiento de papaya: Tome 10 semillas de papaya como si fueran pastillas con té de la cáscara de toronja. Hierva la cáscara por 10 minutos para hacer el té. Tome esto por 2 semanas, luego deje pasar 2 semanas y repita. Luego de esto, siga con una dieta inteligente — una dieta de frutas por una o

dos semanas para resultados más rápidos — use uvas o naranjas para resultados expresos.
- Use la Fórmula Tónico #3 dado en el libro por algunas semanas.

HIERBAS USADAS

Alfalfa	**Alga marina**	Azafrán
Bardana	Berro	**Cascara Sagrada**
Cayena	Cola de caballo	**Diente de león**
Equinacea	Espino	Gotu Kola
Hinojo	Nogal negro	Olmo Americano
Pampalina	**Papaya**	Perejil
Psyllium	Saffron	**Sea wrack**
Sen	Zarzaparrilla	

VITAMINAS

Multi-vitaminas, B-complejo, (B_6, B_{12}), inositol, E.

MINERALES

Calcio, magnesio, potasio, zinc.

SUPLEMENTOS

Polen de abejas, Linaza, Vinagre de cidra de manzana, Alga marina, lecitina, Spirulina

FÓRMULA DE MUESTRA PARA LA OBESIDAD

Consiga una cucharada de pampalina (chickweek); 1 cucharada de seawrack (un tipo de alga marina); 1 cucharadita de cascara sagrada; 1 cucharada de semillas de hinojo; 1 cucharadita de alga marina (kelp) o 1 cucharada de alfalfa; ¼ cucharadita de cayena; 1 cucharada de diente de león. Hierva suavemente las raíces por 20 minutos. Tome un bocado tres o cuatro veces al día entre comidas. Mezcle una cucharadita de psyllium en el té cada vez justo antes de tomar por mejor resultados. Métale también 1 cucharadita de vinagre de cidra de manzana en cada taza antes de tomar. Este último fomentará la salud y dará excelentes resultados. Añada 1-2 cucharadas de limones o jugo de toronja por resultados más rápidos. Coma mayormente frutas por el primer mes.

ORINAR EN CAMA
AYUDAS

- Use un té hecho de la corteza de canela o mejor que se mastique la corteza.
- Déle al niño un cucharada de miel justo antes de acostarse.
- Demorará el momento de orinar por una hora o más.
- Véase los RIÑONES. Las mismas hierbas servirán mucho.

PARÁSITOS/LOMBRICES

Mientras que los parásitos suelen penetrar en el cuerpo por medio de nuestra comida y agua, pueden también pasar por la piel. La fuente principal, sin embargo, de la infección es la comida o el agua. Las carnes de animal constituyen la mayor, aunque menos sospechada fuente de la infección.

El cocinar la carne a una temperatura suficiente alta por largo tempo matará muchos parásitos, pero a veces sus huevecillos no quedan destruidos.

Del punto de vista de la salud, el comer carne sin cocinar es llevar la locura a grandes extremos. Las frutas y las verduras deben lavarse cabalmente antes de ser comidas. Las hojas pueden remojarse en agua salada por un poco de tiempo antes de usarse como ensaladas. El ajo y el jugo de limón metidos sobre ellas constituyen un doble beneficio pues ayudan a destruir los parásitos a la vez que son ricos en nutrientes.

HIERBAS USADAS

Ajenjo	Cebolla	Corteza de encino blanco
El ajo	**Helecho macho**	
Lúpulo	Nogal negro	Olmo Americano.
Sábila	Salvia	**Semillas de calabaza/ papaya**
Valeriana		

OTRAS AYUDAS

- Los niños pueden comer semillas de calabaza y beber té de manzanilla, o té de Ajenjo.
- Un tratamiento por una semana de carbón, sábila y melase (En la proporción de 2:3:1 cucharaditas respectivamente) cada día.
- La sal es buena para los lombrices (pin worms). Use una dieta de mucha sal por una semana.

- Use 1 cucharada de semillas de calabaza fresca, mastique y trague en un estómago vacío. Se puede añadir un poco de miel. Repita varias veces. Las semillas secas pueden usarse también. Macere o mezcle en la licuadora con un poco de agua si sea necesario.

FÓRMULA DE MUESTRA PARA PARÁSITOS

Consiga una cucharada de ajenjo; 1 cucharadita de nogal negro (black walnut) en polvo o (1 cucharada de la hierba cortada) o 1 cucharada de encino blanco; 2-3 dientes de ajo; 2-3 cucharadas de semillas de calabaza (excelente). Hierva suavemente las raíces y cortezas en medio litro de agua por 20 minutos. Ponga el nogal negro y ajenjo ahora y tape bien. Al enfriarse, cuele y haga un licuado con el ajo en el té. Tome una taza sobre un estómago vacío. Ayune durante el día, se puede usar jugo de naranja sin dulce durante el día. Tome 1 taza a la hora de comer cada vez. Coma alimentos crudos durante los cinco días siguientes, tomando el mismo té tres veces al día entre comidas. Un pellizco de clavos de especia o 1 cucharadita de olmo americano puede mezclarse antes de tomarse.

PESADILLAS
HIERBAS USADAS

Esculetaria	**Lechuga silvestre**	Lobelia
Lúpulo	Menta (yerba buena)	Tomillo
Valeriana		

AYUDAS

- Coma varias horas antes de acostarse y no tenga comidas pesadas al anochecer.
- Use más vitamina B-complejo, calcio y hierro.
- Siga el Régimen Alcalino Nivel tres por algún tiempo.

FÓRMULA DE MUESTRA PARA PESADILLAS

Consiga una cucharada de esculetaria; 1 cucharada de lúpulo (hops); 1 cucharada de lobelia. Deje remojar en medio litro de agua hirviendo por algunos minutos y tome antes de la hora de

150

acostarse. Si se usa el lúpulo durante el día se puede tener sueño.

PIORREA /ENCÍAS DEFECTUOSAS / LLAGAS BUCALES

Con frecuencia la piorrea y los problemas bucales resultan de la infección de las encías y de la pobre higiene bucal. Las condiciones que la favorecen, como en las más de las enfermedades, es una dieta incorrecta (refinada, procesada o ricas en carnes o grasas animales). Cuando la sangre es impura, las heridas y las lastimaduras (incluso de las encías) sanan lentamente. Decirlo de otra manera, cuando las defensas son bajas, a causa de un exceso de impurezas, las infecciones, incluso la piorrea, son más comunes.

HIERBAS USADAS

Agracejo	**Bistorta**	**Cayena**
Consuelda	**Corteza de encino bl.**	**Ajo**
Equinacea	**Frambuesas**	**Hidrástide de**
Canadá	**Llantén**	**Malagueta**
Mirra	Nogal negro	Nogal de brujería
Pampalina	Sábila	Sauce Blanco

OTRAS AYUDAS

- Un té hecho de una combinación de estas hierbas, sobretodo las hierbas en negrillas, debería emplearse. Guarde en la boca tanto tiempo como sea posible antes de tragar. Las frambuesas son muy buenas para llagas bucales.
- Un extracto de mirra es también muy eficaz.
- Corteza de encino blanco y hidrástide de Canadá (o mirra) son una combinación muy poderosa.

Vitaminas: A, B-complejo, y vitamina E.

Minerales: hierro, magnesio, fósforo

FÓRMULA DE MUESTRA PARA LA PIORREA Y PROBLEMAS BUCALES

Use la fórmula para infecciones y para la garganta mala.

FÓRMULA PARA LAS LLAGAS BUCALES

Hierva suavemente en medio litro de agua 1 cucharada de encino blanco (white oak bark); ½ cucharadita de golden seal (hidrástide de

Canadá) y/o ½ cucharadita de mirra; 1 cucharada de hojas de frambuesas (opcional). Tome bocados de este te, constantemente durante el día. Revuelva en su boca por uno o dos minutos antes de tragar.

PRESIÓN SANGUÍNEA BAJA

Esta condición es causada a menudo por falta de vitalidad, una dieta pobre o pobremente asimilada, por falta de ejercicio, etc.

OTRAS AYUDAS:

- Tenga una dieta alcalina— siga el Régimen Alcalino Nivel dos o tres por algunas semanas.

- Tome ½ -1 litro de jugo de uvas de Welch (Welch's Grape Juice), o prepare el suyo de uvas, para un tratamiento durante 6 días. Mezcle en la licuadora con un huevo (sólo de gallinas criadas de forma natural y sana sin las drogas). Consiga reposo adecuado y tenga un régimen alimenticio nutritivo. Se puede sustituir el jugo de naranja para el jugo de uva, pero el jugo de uva es mejor. Se puede sustituir 6-8 almendras en lugar del huevo.

- Use la Fórmula Tónica para leche de nuez dada en este libro.

HIERBAS USADAS

Ajo	**Anís**	Cayena
Ginsén	Espino	Hisopo
Perejil	**Romero**	Bolsa de Pastor
Milenrama		

FÓRMULA PARA LA BAJA PRESIÓN

Obtenga 1 cucharadita de ginsén; ½ cucharadita de romero o 1 cucharadita de enano (hawthorn berries); 1 cucharadita de anís estrella o perejil; ¼ de cayena. Remoje todos lo ingredientes en 1 litro de agua hirviendo por 10 minutos. Si se usa el enano, hierva suavemente por 15 minutos luego apague el calor y deje remojar. Al enfriarse, cuele y tome una taza cada hora o dos entre comidas hasta que se acabe.

PROBLEMAS FEMENINOS:

Éstos son provocados y agudizados principalmente por los hábitos artificiales y incorrectos de vivir. Una dieta alta en alimentos refinados, azucarados, procesados o fragmentados, por la falta de ejercicio, la constipación, el fumar, el alcohol, etc.

CALAMBRES / DIFICULTADES / MENSTRUACIÓN
HIERBAS USADAS:

Cayena	**Hierba gatera**	Hierba san Cristóbal
Jengibre	Lúpulo	**Menta (yerba buena)**
Perejil		

PARA REDUCIR FLUJO

Aletría harinácea	Cayena
Corteza de encino blanco	**Frambuesas**
Hidrástide de Canadá	Llantén
Malagueta	Muérdago

MENSTRUACIÓN SUPRIMIDA

Esculetaria	Hierba san Cristóbal	
Jengibre	Manzanilla	Perejil
Ruda (Cantidades pequeñas)		Valeriana

OTRAS HIERBAS USADAS:

Ajenjo	**Alga marina**	**Ajo**
Pasionaria		

- Siga el Régimen Alcalino de Dr. Stanford Nivel dos o tres por 2-4 semanas.
- Siga el programa para combatir la constipación.
- Consiga ejercicio y descanso adecuados. Evite hábitos destructivos como fumar, etc.
- Dése un baño a diario, (**terminando** con agua muy fría por uno o dos minutos) el cual fortalece mucho al sistema inmune y mejora la circulación No lo haga durante la menstruación.

ÚTERO

El útero junto con los asociados órganos del sistema reproductiva femenina, normalmente se limpian a sí mismos. Cuando la corriente sanguínea se mantiene limpia, y la circulación se mantiene en forma debida, por regla general no hay problema con el útero.

El régimen alimenticio típico moderno a base de las comidas refinadas, procesadas y llenas de azúcar, causa muchas alteraciones en el cuerpo. La falta de fibra en la dieta y la falta de ejercicio físico también provocan una larga cantidad de toxinas en la sangre. Esta condición es la causa principal de la formación de tumores. El uso de grasas y proteínas de origen animal también aumenta en forma grave el riesgo de tumores en el útero o en el seno.

Otra causa principal de problemas uterinos resulta del uso de la píldora o otros anticonceptivos a base de drogas. Estos hacen mucho daño en los órganos femeninos delicados con sus hormonas intricadamente balanceadas y su química corporal. Finalmente, las formas modernas de vestir que dejan las extremidades del cuerpos sin suficiente ropa y de esta manera expuestas al frío, altera la circulación. Con las extremidades frías, resulta la congestión del área del pelvis. Así los órganos de éste se vuelven más susceptibles a la enfermedad. En tiempo frío, siempre se debería mantener los pies y las extremidades calientes --aun al dormir.

FÓRMULA DE MUESTRA PARA LOS PROBLEMAS FEMENINOS

CALAMBRES

Consiga una cucharadita de lúpulo (hops); 1 cucharada de hierba gatera o hierbabuena; 1 cucharadita de cimifuga (black cohosh); ¼ cucharadita de cayena; 1 cucharadita de perejil. Meta estas hierbas en 1 litro de agua hirviendo por 10 minutos y use en cantidad de ½-1 taza cada dos o tres horas hasta acabarse.

FLUJO EXCESIVO

Obtenga una cucharada de hojas de frambuesa o de aletría harinacea (false unicorn); ¼ cucharadita de cayena; 1 cucharada de hojas de llantén; 1 cucharada de encino blanco y 1 cucharadita de golden seal. Hierva suavemente el golden seal y el encino blanco por 20 minutos en un 1 litro de agua. Añada las otras hierbas y apague el fuego. Cuando se enfríe, tome una taza entre comidas cada dos o tres horas.

FÓRMULA DE MUESTRA PARA LA MENSTRUACIÓN SUPRIMIDA

Consiga una cucharadita de jengibre; 1 cucharadita de blue cohosh; 1 cucharadita de esculetaria (skullcap); 1 cucharada de manzanilla o 1 cucharadita de ruda. Hierva suavemente el jengibre en 1 litro de agua por 15 minutos. Luego apague el fuego y añada los otros ingredientes. Tome una taza a diario cada tres horas entre comidas hasta acabarse.

PROBLEMAS DE LOS OJOS

Cuando se considera que sus ojos son las posesiones más preciosas — las más valiosas de los sentidos, ¿no le parece asombroso la forma en que la mayoría de las personas son descuidadas en el trato de ellos?

Las condiciones de los ojos son directamente relacionadas con la dieta y los hábitos de uno. En realidad, aparte de los accidentes o de trabajar en condiciones peligrosas para los ojos (que producen ciertos niveles de radiación por ejemplo) la dieta es el factor más grande que afecta los ojos.

Una sangre pura, limpia y alcalina promueve ojos excelentes de salud. Al contrario, una sangre corriente impura y deficiente en encimas y minerales vitales debilitan los ojos y pueden provocar enfermedades de los ojos. El uso libre del azúcar es una de las causas más culpables de problemas de ojos. La química compleja en la digestión del azúcar en el cuerpo roba al cuerpo de su surtido de minerales y vitaminas, (algunos de los cuales son indispensables para los ojos) y directamente afectan los ojos. El leer en luz pobre es malo para los ojos. La cualidad de la circulación de uno, es otro factor que afecta los ojos. La buena circulación favorece los ojos sanos y vice versa.

HIERBAS USADAS:

Cayena(cayena)   **Eufrasia**   Frambuesas

Hidrástide de Canadá   **Hinojo**
Llantén   **Malagueta**
OTRAS AYUDAS
* Use dos gotas de aceite de ricino, de la miel (la virgen es mejor) o té de eufrasia colado y diluido, de cayena, de hinojo, o de hidrástide de Canadá. Cada hierba aquí puede usarse sola o en combinación. Estos tés pueden tomarse o usarse en lo exterior.

FÓRMULA DE MUESTRA PARA LOS OJOS
Remoje ¼ cucharadita de golden seal con un pellizco de cayena (excelente) en una taza de agua hirviendo por 5-10 minutos. Use la hierba borraja (borage) si los ojos son inflamados o cansados, junto con ½ cucharadita de semillas de hinojo y/o ½ cucharadita de nogal de brujería (witch hazel). Cuele después y lave los ojos con este té dos o tres veces al día. Si el té es fuerte se puede diluir con un poco de agua. Tome el resto del té por tacitas

PRÓSTATA
El café, el alcohol, las especias nocivas o picantes, una dieta alta en las comidas refinadas y procesadas, las carnes y grasas de animal son todos factores notable que contribuyen a los problemas del próstata. La deficiencia de zinc, o de vitamina E, juega un papel también. La actividad sexual en exceso se conoce que debilita la glándula del próstata.

Los síntomas comunes abarcan la obstrucción del fluir de la orina. Cuando hay urgencia del orinar con una sensación de ardor, una infección puede responsabilizase. A veces la orina puede ser nublosa con un poquito de sangre. Puede haber la fiebre y el dolor con un abultamiento del bajo abdomen. Otros síntomas son la debilidad y el pobre apetito. De nuevo, todavía otro síntoma se delata por un abultamiento firme en el recto e entre los muslos. Este puede dar dolor al ser apretado.

Después de los años treinta esta glándula del varón con frecuencia da problemas, pero pueden vencerse.

AYUDAS
* Siga El Régimen Alcalino Nivel dos o tres por algún tiempo.

156

- Las vitaminas solubles en la grasa (A, D, E, K) son muy provechosas en esta condición.
- Un baño sitz caliente (105—115 grados) remojando la región del pelvis por 30 —60 minutos es una terapia muy eficaz.
- Evite los excesos sexuales. Evite la prolongación indebida del acto sexual que pone una tensión indebida sobre este órgano. De igual modo evite la pesada estimulación sexual sin llegar al clímax, puesto que las glándulas se congestionan y quedan sin alivio.
- Use alimentos ricos en zinc (levadura brewer, cebollas, fibra o salvado de arroz, nueces y semillas, melaza, habas, germen de trigo).
- Tome ½ cucharadita en polvo de la corteza de olmo Americano. Mézclele con agua tibia para ser una pasta sin bolas y luego tome media taza calentita con un poco de agua dos veces al día. Esto es muy eficaz cuando hay dolores agudos.
- Semillas de calabaza son excelentes para la condición.
- Un sencillo y eficaz masaje para la próstata consiste en lo siguiente: Echése en el suelo tumbado boca arriba, doble las rodillas tanto como sea posible en dirección de su pecho, de tal forma para poder apretar los dos talones juntos. Luego extienda y baje las piernas en lo posible con un movimiento vigoroso. Repita tan frecuente como sea posible.
- Se recomienda altamente el caminar diario para la condición.
- El hábito de fumar y tomar alcohol debe abandonarse.

HIERBAS USADAS

Blue Flag	Buchu	**Barba de elote**
Damiana	Equinacea	El **ajo**
Ginsén	**Enebro** fruta	Hidrástide de Canadá
Alga marina	Perejil	Hojas de durazno
Reina de los prados		**Olmo Americano**
Uva Ursi		

FÓRMULA DE MUESTRA PARA LA PRÓSTATA

Consiga una cucharada de fruta de palmito enano (saw palmetto berries); 1 cucharadita ginsén en polvo; 3 dientes de ajo molido;

1 cucharadita de golden sea. 1 cucharada de hojas de buchu y/o 1 cucharada de barba de elote (maíz). Hierva suavemente mientras que se tapa las raíces por 20--25 minutos. Luego, añada las hojas . Apague el calor y deje reposar por otro 10 minutos. Cuele y haga un licuado con el ajo. Luego tome ½ --1 taza cada hora o dos hasta que se acabe el té.

PULMONES /NEUMONÍA, ENFISEMA/PLEURESÍA

Los pulmones son generalmente afectados por un sistema inmune débil, junto con una acumulación excesiva de toxinas en el cuerpo. La causa principal de un exceso de toxinas en el cuerpo es una dieta equivocada y la pobre eliminación.

El fumar es realmente una abominación para los pulmones. No sólo los debilita, sino que debilita la salud del cuerpo entero. Una dieta que es rica en frutas y verduras frescas (una dieta alcalina) es especialmente favorable para la salud de los pulmones. Los jugos crudos de verduras junto con limones y un poco de ajo son muy recomendables también.

Una resistencia débil junto con el no vestirse debidamente en el tiempo frío y húmedo, suelen provocar la inflamación de los pulmones.

Cuando las defensas quedan rebajadas y se expone con vestimenta indebida durante el tiempo o clima frío y húmedo da una ventaja notable a los microbios o hongos. De este modo se puede provocar hasta la pulmonía.

HIERBAS USADAS

Ajo	Bardana	**Cayena**
Cinarrodón	**Consuelda**	**Eucalipto**
Fenogreco	Ginsén	**Gordolobo**
Hisopo	**Jengibre**	Llantén
Lobelia	**Malagueta**	Milenrama
Musgo de Irlanda	Pampalina	Poleo
Rábanos	Raíz de asclepias	Regaliz
Salvia		

• Use limones, ajo y cayena en cantidades liberales cada día.

- Hinojo, cinarrodón y ajo son ideales para la enfisema. Una combinación de consuelda y fenogreco es también eficaz.
- Para la pleuresía mezcle ½ cucharadita de cayena, 1 cucharada de lobelia, 3 cucharadas de olmo Americano en agua y emplee como fomentación o paca (pack) durante una hora.
- El aceite de ajo frotado bien en el pecho es muy eficaz.
- Siga el Régimen Alcalino Nivel dos o tres hasta que se reponga.

FÓRMULA DE MUESTRA PARA PULMONES / PULMONÍA

1. Prepare el jugo de 5-8 limones y haga un licuado con 2-4 dientes de ajo y ¼ cucharadita de cayena un una taza de agua o té de gordolobo(mullein). Añada 1-2 cucharadas de miel y tome 1-2 cucharaditas del licuado cada 20-30 minutos. Tómelo sólo o con un poco de agua.

2. Obtenga dos cucharadas de gordolobo; 1 cucharada de raíz de consuelda (comfrey); 1 cucharada de fenogreco (fenugreek) o de eucalipto. Hierva suavemente las raíces por 15 minutos en 1 litro de agua. Luego deje remojar los otros ingredientes por 10 minutos. Al enfriarse, cuele, añada un pellizco de cayena y 2 cucharadas de miel. Tome ½ taza cada 45-60 minutos hasta acabarse.

QUEMADURAS
HIERBAS USADAS

Bardana	**Consuelda**	Hierba de San Juan
Hisopo	Llantén	Malvavisco
Olmo Americano	Pampalina	Papaya
Sábila		

OTRAS AYUDAS

- La Vitamina E, la miel o el huevo (no la parte amarilla) o sábila puede aplicarse directamente sobre las quemaduras. También se puede echarle después harina blanca o avena molida .
- Aplique el agua de hielo y mantenga el paño mojado y frío. Tome un poco de cayena que le aliviará si hay un choque. Evite productos de sábila que contengan lanolina pues pueden intensificar las quemaduras.

- Aplique con frecuencia la sábila que es sumamente excelente para toda clase de quemaduras, pues apresura el proceso de sanidad.

FÓRMULA DE MUESTRA PARA QUEMADURAS
Meta la parte quemada en agua muy fría y mantenga en el agua helada, añadiendo hielo. Mantenga sumergida en el agua hasta que la sensación de quemar cese. De esta manera se impide la formación de ampollas.

RETENCIÓN DE LÍQUIDO/EDEMA
Cuando hay hinchazón del cuerpo y retención de agua en el sistema, constituye evidencia de que los riñones van fallando o malfuncionando. La dieta civilizada pervertida que es tan rica en comidas refinadas, procesadas y sobre cocidas, junto con las especias nocivas (como mostaza, pimienta negra) y el uso excesivo de sal, sobrecargan los riñones. Además, las carnes y grasas animales, del mismo modo llenan el sistema con impurezas. Como resultado, los riñones que ya se ven sobrecargados empiezan a fallar.

Una dieta altamente alcalina y rica en las comidas crudas hará milagros al restaurar las condiciones más sanas y normales. Expulsarán el exceso del agua del cuerpo. Es menester, sin embargo, restringir el uso libre de sal. Se debe abstener de su uso completo por unas dos semanas.

HIERBAS USADAS

Azafrán	Bardana	Cola de caballo
Corteza de durazno	**Diente de león**	**Enebro**
Espino	Fenogreco	Gotu Kola
Hidrástide de Canadá		Hierba gatera
Hierba san Cristóbal	Hierba de San Juan	
Hinojo	Lapacho	Lúpulo
Milenrama	Olmo Americano	**Perejil**
Uva Ursi		

Aumente su toma de las vitaminas B, y C.
- Aumente su toma de calcio y potasio.

FÓRMULA DE MUESTRA PARA RETENCIÓN DE LÍQUIDO —
Consiga una cucharada de enebro (juniper berries) o uva ursi; 15 gramos

de barba de maíz o 1 cucharadita de perejil; 1 cucharadita de corteza de durazno en polvo (o una cucharada de la corteza cortada); 1 cucharada de azafrán (safflower) o diente de león. Hierva suavemente el enebro y el encino blanco y el diente de león en un litro de agua por 15 minutos. Luego meta la barba de maíz como cinco minutos antes de terminar de cocer. Tome media taza de este té poderosa durante todo el día hasta que se acabe.

SANGRE IMPURA

La sangre impura significa precisamente lo que dice el término. Indica que la corriente sanguínea es llena de toxinas o deshechos tóxicos. La mayor causa de sangre sucia es una dieta que incluye los pescados, las carnes, el pollo, el té, café, el tabaco, el alcohol, los picantes, la mostaza, las especias nocivas, el vinagre, mucha sal, el polvo de hornear, la soda, los postres, los dulces, los pancakes, el pan caliente, las tortas, los alimentos fritos; una dieta cocida compuesta principalmente de alimentos refinados y procesados, junto con las proteínas y las grasas de origen animal. Por regla general la pobre eliminación y el estreñimiento acompañan la condición.

La constipación, en su turno, con la toxemia que resulta, es la madre de casi todas las enfermedades. Si la muerte empieza en el colon, como dice el refrán de salud, luego la sangre impura es la medida de cuan avanzada es el proceso en la víctima.

La sangre impura (toxemia) engendra o hace peor casi todas las enfermedades. Para purificar la sangre siga El Régimen Alimenticio Alcalino Nivel dos o tres por un mes. Asegúrese que haya tres o por lo menos dos evacuaciones diarias. (Véase la sección para la constipación). Si vive en el Caribe, América del Sur y no puede conseguir fácilmente las hierbas que siguen para la sangre impura, luego puede seguir el Tratamiento de carbón y sábila. Véase la sección Formulas Tónicas #3.

HIERBAS USADAS:

Acedera	Ajo,	**Bardana**
Cascara Sagrada	**Chaparral**	Consuelda,
Corteza de Prickly Ash		Corteza de durazno
Jengibre	Lobelia	Oregon Grape Raíz
Palo de banon	Regaliz raíz	**Sábila**
Trébol Morado		

161

FÓRMULA DE MUESTRA PARA SANGRE IMPURA

1. Obtenga una cucharada de raíz de bardana o de acedera (yellow dock) o de chaparral; 1-2 cucharaditas de cascara sagrada; ¼ jengibre o cayena; 1 cucharada de regaliz o corteza de durazno. Hierva suavemente por 25 minutos en 1 litro de agua y tome una taza cada tres o cuatro horas entre comidas hasta acabarse.

2. Obtenga dos cucharadas de trébol morado; 1 cucharada de corteza de durazno; 1 cucharada de raíz de bardana (burdock) y 1 cucharada de hierbabuena (menta). Hierva suavemente la corteza y las raíces por 20 minutos. Luego añada el trébol morado y la hierbabuena apagando a la vez el calor y tapando bien. Al enfriarse, cuele y tome una taza cada tres o cuatro horas entre comida hasta acabarse.

SANGRE ENVENENADA

1. Mezcle 2-4 cucharadas de carbón en una taza de agua y tome.

2. Consiga 1 cucharada de pampalina (chickweed); 1 cucharada de llantén y 1 cucharadita de equinacea o golden seal. Póngalas por 5-10 minutos en una taza de agua hirviendo. Tome media taza tibia, después de colar. Repita cada 20-30 minutos hasta que se acabe.

SISTEMA INMUNE
FÓRMULA PARA EL SISTEMA INMUNE

Consiga una cucharada de raíz de bardana(burdock root) o 1 cucharadita de cascara sagrada; 1 cucharadita de pau d'arco; 1 cucharadita de equinacea o 1 cucharada de chaparral; 2 dientes de ajo. Hierva suavemente los ingredientes en 1 litro de agua hirviendo por 25 minutos. Al enfriarse, cuele y luego haga un licuado con los dientes de ajo en el té. Tome 1 taza tres o cuatro veces al día entre comidas.

**SÍNTOMAS DE EMBARAZO / NAUSEAS /
VÓMITOS**

HIERBAS USADAS

Alfalfa	Alga marina	**Durazno** (hoja)
Eucalipto	**Frambuesas**	Hierba gatera
Hinojo	Jengibre	Lúpulo
Menta verde	Ñame silvestre	Salvia

- El aceite de algunas de estas hierbas puede usarse en combinación para nauseas. — pequeñas cantidades.

FÓRMULA PARA EL EMBARAZO/ NAUSEAS

Obtenga 1 cucharada de hojas de frambuesas; 1 cucharada de hierba gatera (catnip); 1 cucharada de hojas de durazno o esculetaria (skullcap); ½ cucharadita de golden seal; 1 cucharada de ñame silvestre (wild yam) o alfalfa. Deje remojar en 1 litro de agua hirviendo y tome una bocado o media taza cada 20-30 minutos o como sea necesario.

SINUSITIS / RESFRIADO EN LA CABEZA

Por regla general esta condición es provocada por una dieta incorrecta, por malas combinaciones que forman mucha mucosidad, por los productos lacteos y de animales y por los alimentos refinados y procesados, o azucarados, etc. Es una acumulación de toxemia y mucosidad en el sistema y especialmente en la cabeza.

OTRAS AYUDAS

- Siga un Régimen alimenticio Alcalino nivel dos con énfasis en frutas y / o ensaladas de verduras crudas por algunas 2-5 semanas. (Cuanto más tiempo mejor).
- Evite todos los alimentos, procesados y refinados por dos meses.
- Evite todo producto alimentario de animal (excepto la miel) por uno o dos meses).
- No tome líquidos junto con su comida sino entre comidas. Mastique sus comidas completamente.
- Use limones y ajo abundantemente. El polvo de hidrástide de Canadá, malagueta, o té de Brigham puede inhalarse por la nariz. Alternativamente use un té hecho de ellos. Método: Hierva ½ litro de agua con 1 cucharadita de sal, 1 cucharadita de soda y 1

cucharadita de nogal de brujería. Use este líquido para inhalar por las narices varias veces al día.

* Evite la constipación, tenga tres evacuaciones diarias.

HIERBAS USADAS:

Ajo	**Cayena**	Cinarrodón
Consuelda	Eucalipto	Gordolobo
Hidrástide de Canadá		Jengibre
Malagueta	**Nogal de brujería**	
Sábila		

FÓRMULA DE MUESTRA PARA RESFRIADO/GRIPE

1. Consiga ½ cucharadita de jengibre o 1 cucharada de hierbabuena (menta); ½ cucharadita de golden seal; ¼ cayena (opcional); 1 cucharadita de malagueta. Hierva suavemente por 15 minutos en 1 litro de agua y tome media taza varias veces al día. Una cucharada de angélica o de hierba gatera (catnip) puede añadirse.

2. Consiga una cucharadita de golden seal; 1 cucharadita de nogal de brujería (witch hazel) o de malagueta (bayberry bark); 1 cucharada de gordolobo (mullein) o 15 gramos de eucalipto y 2-3 dientes de ajo o 1 cucharada de fenogreco o consuelda (comfrey). Hierva suavemente las hierbas en polvo por 15 minutos en 1 litro de agua. Ahora apague el calor y deje remojar con las otras hierbas. Finalmente, cuele, y haga un licuado con el ajo en el té, añadiendo ¼ cucharadita de cayena. Tome ½ taza cada hora hasta acabarse.

SUDOR NOCTURNO
HIERBAS USADAS

Fresas (Hojas)	Hisopo	Lúpulo
Milenrama	Ortiga	Salvia

FÓRMULA DE MUESTRA PARA SUDOR NOCTURNO

Consiga una cucharada de salvia (sage); 1 cucharada de lúpulo (hops); 1 cucharada de ortiga o hojas de fresas. Deje remojar en medio de un litro de agua hirviendo por algunos minutos y tome antes de la hora de acostarse. Un té hecho de 1 cucharada de salvia y 1 cucharada de ortiga o milenrama (yarrow) puede remojarse en medio litro de agua y usada en porciones, dos o tres veces durante el día. Si se usa lúpulo durante el día se puede tener sueño. Reduzca su uso de apio que puede aumentar el sudor nocturno.

TINITUS (SONIDO EN LOS OÍDOS)

Esto es la condición de sentir toques de timbres en los oídos. La hipoglucemia o la hipertensión puede causar esto, igual que los desequilibrios químicos de nutrición.

- Véase la sección que trata con la hipoglucemia y la hipertensión
- Siga El Régimen Alcalino Nivel dos o tres por algún tiempo.

HIERBAS USADAS

Ajo	**Alfalfa**	**Barba de elote**
Bardana	Betonia	**Buchu**
Cayena	Chaparral	Cimifuga
Cola de caballo	Diente de león	**Enebro** (fruta)
Equinacea	**Esculetaria**	Espino
Ginsén	Gotu Kola	Hidrástide de Canadá
Ho-shou-wu	Jengibre	Lobelia
Lúpulo	Nogal negro	Perejil
Trébol Morado	**Valeriana**	Zueco

TONSILITIS

Esta enfermedad suele provocarse por las condiciones tóxicas y pútridas del estómago y del tubo digestivo. Es verdad que hay un virus involucrado que afecta la garganta. No obstante, es menester enfatizar el punto de que es la condición alterada del estómago que rebaja el sistema inmune y de esta manera da la ventaja a estos gérmenes que siempre están presentes.

Las condiciones que prevalecen en el estómago dependen lógicamente sobre la dieta de uno. Una dieta alta en comidas refinadas y procesadas, el azúcar blanco y la harina blanca, las carnes y las grasas animales, no sólo rebaja las defensas del cuerpo, pero aumenta en forma notable la fermentación, la putrefacción y la cantidad de gas en el estómago y tubo digestivo.

Los síntomas típicos incluyen: tejidos hinchados de la boca y la garganta inflamada y dolorosa. Esta última puede ser tan encerrada por la hinchazón, como para hacer imposible el tragar de comida. Los escalofríos y la fiebre pueden estar presentes. Las glándulas alrededor del cuello pueden también ser tiernas e inflamadas mientras que habrá acumulaciones mucosas tóxicas.

Las fomentaciones calientes y frías alrededor del cuello son muy eficaces. Ponga hielo molido en un paño y toalla y dóblelo alrededor del cuello. Manténgalo cuanto tiempo sea posible. Cuando llega a ser muy doloroso, ponga una fomentación caliente usando uno de los tés hierbales recomendados en esta sección (como encino blanco o olmo americano por aproximadamente 5 minutos). Luego vuelve a meter la fomentación fría de hielo.

- Siendo el ajo un antibiótico muy poderoso, mantenga un diente de ajo pelado pero no masticado en la boca. Si el ajo es molido puede quemar a los tejidos.
- Tome una cucharadita de carbón en la boca cuatro o cinco veces al día. Resulta excelente para quitar las toxinas. Si prefiere, puede usar tabletas de carbón guardadas en la boca.
- El jugo de limón, el del ajo y un poco miel mezclados es eficaz. Haga un licuado de 2-4 dientes de ajo con el jugo de 3-4 limones y una cucharada de miel. Échele un pellizco de pimienta de cayena. Tape la mezcla y deje reposar media hora, lugo tome una cucharadita cada 15 -- 30 minutos.

HIERBAS USADAS

Ajo	Bardana	**Cayena**
Cinarrodón	Clorofila	Consuelda
Corteza de encino bl.		**Equinacea**
Hidrástide de Canadá		**Olmo Americano**
Sábila	Salvia	

166

FÓRMULA DE MUESTRA PARA TONSILITIS
Consiga una cucharadita de golden seal; 2-3 dientes de ajo; 1 cucharadita de equinacea o mirra; 1 cucharadita de nogal negro (black walnut, ajenjo o llantén); ¼ cucharadita de cayena. Hierva suavemente el golden seal, mirra o nogal negro por 15 minutos en 1 litro de agua. Ponga los otros ingredientes, tape bien, apague el calor y remoje por 10 minutos. Cuele y cuando esté frío tome 1 taza tres o cuatro veces entre comidas hasta acabarse. Se puede emplear exteriormente sobre las heridas para lavarlas. Use 3-5 al día si sea necesario.

TOS
FÓRMULA DE MUESTRA PARA TOS
1. Consiga una cucharadita de marrubio (horehound) ¼ cucharadita de mirra en polvo; 1 cucharadita de romero. Remoje los ingredientes por 10 minutos en medio litro de agua hirviendo. Cuele y añada 2 cucharadas de miel. tome por bocados tan frecuente como sea necesario.
2. Mezcle 1 cucharada de olmo americano (slippery elm) en ½ taza de agua tibia o fría y tome dos o tres veces a diario. Un poco de miel puede añadirse.

ÚLCERAS DEL ESTÓMAGO
AYUDAS
• Mastique las comidas cabalmente o mezcle en la licuadora. Ensalive bien las comidas.
• Elimine cada cosa que pueda irritar las membranas mucosas del estómago o del duodeno.
• Una dieta de papaya, plátano, avena, papas hervidas, calabazas y cosas semejantes que son muy suaves para el estómago y (o hasta el arroz blanco por algunos días) está indicada.
• No use alimentos fritos, el vinagre, la mostaza, pimienta negra o blanca, el café, té o bebidas con drogas, bebidas de coca cola, mucha sal, el azúcar comercial, chili, y especias picantes. La cayena puede usarse en moderación.

- Cuando las úlceras están presentes, el sistema necesita limpiarse debidamente. Para esto, cepille la piel para abrir los poros y fortalecer las membranas mucosas.
- El jugo de limón diluido con agua o té de hierbas es bueno para la condición. Empiece con pequeñas cantidades y gradualmente aumente la cantidad.
- La leche de almendras remojadas media hora en agua caliente, o leche de cabra, es muy provechosa.
- Evite comidas que sean muy calientes o frías. Evite tomar líquidos junto con la comida.
- El jugo de repollo y de papas es muy eficaz para úlceras del duodeno y del estómago respectivamente. El jugo tiene que prepararse fresco puesto que la oxidación destruirá muy rápido las virtudes medicinales.
- Una cucharada de carbón, de sábila, jugo de limón o aceite de oliva puede emplearse con buenos resultados.
- Una excelente combinación de hierbas es: hidrástide de Canadá, cayena, y mirra.
- Evite demasiado el estrés, las irritaciones, la preocupación indebida, etc. Consiga suficiente ejercicio. El caminar is una de las mejores formas de tomar ejercicio

HIERBAS USADAS

Ajo	Alfalfa	Canagra
Cayena	Clavos de especia	**Consuelda** Raíz
Corteza de encino bl.		**Hidrástide** de **Canadá**
Linaza	**Llantén**	**Manzanilla**
Milenrama	Mirra	**Olmo Americano**
Violeta		

FÓRMULA DE MUESTRA PARA ÚLCERAS

Consiga dos cucharadas de olmo americano (slippery elm); ½ cucharadita de golden seal y/o 1 cucharadita de mirra; 1 cucharada de encino blanco; ¼ cucharadita de cayena. Hierva suavemente todas estas hierbas en 1 litro de agua por 20 minutos. Mezcle el olmo americano en un poco de agua tibia o fría de antemano para que se mezcle bien. Tome ½ taza cada 45-

60 minutos o como se necesite hasta acabarse. Se puede tomar dos litros al día.

VEJIGA DÉBIL/ORINAR EN CAMA
AYUDAS
* Coma 1 docena de semillas crudas de calabaza cada día por algunas semanas.
* Hierva la barba de maíz (elote). Tome una o dos tazas cada día por un mes.
* Hierva rebanadas de guanábana no madura con la cáscara y semillas — tome 2-3 tazas a diario hasta que la condición se venza.
* Comiendo semillas de sandía ayuda a los niños a orinar cuando no pueden.
* Comiendo el corazón de la guanábana madura fortalece una débil vejiga en los niños.
* FÓRMULA DE MUESTRA PARA ORINAR EN CAMA
Consiga una cucharada de hojas de llantén; 1 cucharada de barba de elote (maíz) o de hojas de buchu y 1 cucharada de semillas de hinojo. Hierva suavemente el hinojo en 1 litro de agua (bien tapada) durante 15 minutos. Luego apague el fuego y añada las otras hierbas. Tome media taza de este varias veces al día. Que la última bebida de té sea tomada 4 horas antes de la hora de acostarse. Tome una o dos cucharaditas de miel a la hora de acostarse.

VENAS VARICOSAS/ VARICES
Las venas varicosas suelen resultar del estancamiento de sangre en las venas y como consecuencia, debilitan los vasos y venas sanguíneos. El embarazo, la falta de ejercicio, la obesidad, la constipación, todos son factores que contribuyen a la condición. Las hemorroides son causadas por venas hinchadas alrededor de la apertura anal. Los vasos sanguíneos que se debilitan en el área rectal si son permitidos a empeorarse, pueden provocar prolapso de la pared anal, de esta forma provocando una infección.

169

Estando parado por mucho tiempo no se recomienda. Caminando con vigor y regularidad es excelente para la condición.

* Siga El Régimen Alcalino Nivel dos o tres por algún tiempo.
* Evite estrictamente la constipación.
* Bañe y de un masaje al los pies (o el cuerpo entero) con agua fría por las mañanas. Frotélos con vinagre de cidra de manzana después.

HIERBAS USADAS

Cayena   **Corteza de encino bl.**

Malagueta   **Nogal de brujería**

* Estas hierbas pueden usarse adentro igual como exteriormente en forma de té para bañar los pies.

FÓRMULA DE MUESTRA PARA LAS VARICES

Véase también la circulación

Obtenga dos cucharadas de encino blanco; 1 cucharada de nogal negro (witch hazel) o malagueta (bayberry bark). Hierva suavemente en 1 litro de agua por 30 minutos. Tome media a una taza tres o cuatro veces al día. Use el té para lavar las varices dos o tres veces al día.

VESÍCULA BILIAR

FÓRMULA DE MUESTRA PARA LA VESÍCULA BILIAR

Consiga dos cucharadas de trébol morado; 1 cucharada de acedera (yellow dock) o raíz de bardana; 1 cucharada de diente de león (o cucharadita en polvo); 1 cucharada de perejil o una cucharadita en polvo. Mientras que se tapa hierva suavemente las raíces en 1 litro de agua por 25 minutos. Ahora apague el calor y añada trébol morado (2 cucharadas) o perejil y deje reposar por otros 10 minutos. Mantenga tapada. Tome en cantidad de ½ --1 taza cada hora o dos hasta acabarse. 1 cucharada de milkweed puede añadirse si hay problemas con la bilis.

VERRUGAS — VÉASE TAMBIÉN LA PIEL

AYUDAS

- El aceite de ricino aplicado libremente sobre el área mañana y tarde por unos pocos meses dará buenos resultados.
- La vitamina E de una capsula puesta en un "band-aid" sin medicación puede aplicarse.
- Aumente su uso de las vitaminas A y E.
- Corte una papá cruda y frote bien con el pedazo de ella sobre la verruga varias veces al día por uno a dos meses.
- Aplique el jugo de la papaya verde o el jugo de los higos que son casi maduros varias veces al día por uno o dos meses. El jugo de la hierba celidonia es también eficaz.

RÉGIMEN ALCALINO DE TRES NIVELES
DE
DR. STANFORD

Repase la sección sobre Alimentos Ácidos y Alcalinos si sea necesario

RÉGIMEN ALCALINO NIVEL UNO.

Esta dieta se clasifica como DIETA DE EMERGENCIA y está indicada para enfermedad crítica. Es la más poderosa de las tres y ofrece la mayor potencial para la más rápida recuperación de salud. También representa el nivel más alto y estricto de disciplina. Se compone de tres fases, como los otros niveles, pero cada fase es de un diferente plazo de tiempo.

FASE UNA
(Día 1 hasta el 30)

* Dieta 100% alcalina (puede prolongarse otro mes si desea con mucho provecho para la salud)
* Lo ideal es una dieta mono (monotrópica) por 2-4 semanas — es decir, un sólo artículo de alimento en la comida. Por ejemplo, se usan sólo las uvas para el desayuno, para el almuerzo y para la cena. (Use la variedad y cantidad que desee). Esto encierra un poder purificador y sanador extraordinarios. Para los que tengan la disciplina, es la recomendación número uno. La uva, la papaya, la piña, la naranja, el mango, o plátano puede emplearse con mérito curativo y purificador que va en aumento del derecho a la izquierda. En otras palabras, las uvas serán la primera elección si se pueden conseguir, la papaya toma el segundo lugar, etc.

172

- Alimentos 100% crudos (comiendo varias frutas y ensaladas de verduras en forma cruda, es la segunda elección o alternativa a la dieta mono. Siga esta dieta para el plazo que queda en la fase una, después que termine su dieta mono. Puede usarse éste (las frutas y verduras crudas) durante las treinta días enteras si no decide seguir la dieta mono.
- Observe estrictamente las contraindicaciones dadas en la siguiente sección. No use ningunos alimentos nocivos para la salud. No caiga atrás. Sea fiel.

FASE DOS
PRÓXIMOS 60 DÍAS
(Del día 31 a 90)

- Dieta 85% alcalino y sólo 15% de alimentos ácidos
- Sólo una pequeña cantidad (5-10 %) de comidas levemente cocidas o pasadas **a vapor**
- Observe con diligencia las contraindicaciones. Sea fiel a sí mismo.

FASE **TRES**
DÍA 91 PARA ADELANTE

- Use 80% de alimentos alcalinos y 20% ácidos. Revise la lista .---
- Coma con inteligencia y abandone los alimentos injuriosos. Cuesta demasiado para volver a caer enfermo.
- Mantenga el énfasis (la mayor parte) sobre el régimen **crudo**. Recuerde que hay grandes virtudes purificadoras y sanadoras en los alimentos crudos.

ALIMENTOS PARA USAR LIBERALMENTE DURANTE EL RÉGIMEN ALCALINO — FASES UNA, DOS Y TRES

Las frutas y verduras frescas, especialmente las hojas verdes-oscuras, frutas con carne amarillas y verduras como calabaza, papaya, mango, zanahoria, **melones, papas, etc.** Use los granos **integrales** como trigo, trigo negro (sarraceno), millo, cebada, maíz, avena en sus proporciones recomendadas, puesto que son alimentos ácidos. Use generosamente el ajo, la cebolla, los jitomates, los apios, y los limones/limas. Estos son sumamente terapéuticos y fortalecen la salud. Las nueces de Brasil y las almendras dejan una ceniza (sales minerales) alcalina en el sistema y son, por lo tanto, superiores a las otras nueces. Úselas en moderación, sin embargo. Las nueces deben comerse crudas — NO tostadas (pues dificultan la digestión y provocan más toxinas y acidez. El desayuno o el almuerzo puede ser fuerte, pero la comida de la tarde o cena, nunca debe ser pesada. Las frutas, o frutas con cereales (pan) son, por regla general, excelentes para la cena.

CONTRAINDICACIONES PARA EL RÉGIMEN ALCALINO NIVELES UNO, DOS Y TRES

Durante Fase UNA y DOS observe lo siguiente:

■ No use absolutamente ninguna carne muerta. Entierre los cadáveres de los animales en el sepulcro, no los entierre en su estómago.

■ No ingiera productos lacteos ni ningunos otros productos de animales exceptuando la miel.

■ Ningunos alimentos cocidos, excepto caldo de verduras, y la pequeña cantidad mencionada (5- 10 %) de alimentos pasados a vapor o levemente cocidos. Tome los caldos ricos en minerales pero no coma lo cocido. El contenido de mineral y vitamina ya está en el caldo. El comer las verduras así cocidas, sólo sobrecargará el sistema digestivo con poco o ningún provecho.

- Nada de mantequilla, margarina, o grasas saturadas. Use aceite de oliva, nueces crudas, aguacates, y aceitunas, almendras o nueces de Brasil (use las nueces en moderación — 5-8). Nada de alimentos fritos.
- Ningunos alimentos refinados o procesados, especialmente no use el azúcar blanco, la harina blanca, el arroz blanco, o sus productos. Coma los alimentos naturales integrales que son ricos en fibra. Use la miel en moderación para endulzar.
- Nada de polvo de hornear o soda, MSG., mostaza, vinagre (excepto vinagre de cidra de manzana), pimenta negra o blanca o otras especias fuertes o picantes o alimentos ranciados La cayena (pimiento) puede usarse en **moderación**. Es medicinal y promueve la buena circulación.

- No use la sal sino en cantidades muy limitadas.
- Nada de café, té o bebidas con drogas, chocolate, colas, bebidas refinadas comerciales o con azúcar. Use jugos de frutas, verduras, caldos de verduras, o los tés hierbales recomendados.

- No coma en forma rápida. Mastique su comida completamente. No tome líquidos junto con la comida. Ello diluye los jugos digestivos y provoca la fermentación y más toxinas en el sistema. Tome líquidos de 60--35 minutos antes de comer o después. Si su digestión es por regla general débil, o se trata de un clima frío, espere dos horas después. No coma entre comidas. Por lo menos cinco (5) horas deben mediar entre sus comidas. Coma sus comidas a horas regulares cada día en lo posible, y coma varias horas **antes** de acostarse. No coma las frutas y verduras crudas en la misma comida. Con pocas excepciones, no combinan bien para la digestión o salud.

*NOTA

En países pobres o países en desarrollo donde hay escasez de buenos alimentos naturales, y donde las personas son afligidas por la pobreza, los huevos y la leche (especialmente la leche de cabra) puede usarse en las FASES DOS (2) Y TRES (3). Mucho cuidado debe ejercitarse sin embargo, para reducir el peligro de contaminación o infección. Consiga estos productos de los que críen sus animales en forma natural y sin drogas. Dos a tres huevos la semana son adecuados, puesto que los huevos son ricos en colesterol. No deben ser fritos, sino hervidos o empleados en la receta especial dada en el libro para la **baja presión**. Recuerde, no obstante, que nutricionalmente, las almendras o otras nueces sustituyen perfectamente los huevos o leche.

- **A CADA NIVEL** del Régimen Alcalino **los órganos de eliminación** deben estar funcionando **a su máximo**. Véase la sección sobre "Mejorando y Perfeccionando la Eliminación".

CONSIDÉRELO BIEN

"En lugar de estudiar la **alimentación del** cuerpo humano, hemos estado estudiando a los **gérmenes**... El mundo está en el camino errado. Libremos al cuerpo de sus toxinas y alimentémonos correctamente y estará hecho el milagro de salud". Dr. Arbuthnot Lane.

EL RÉGIMEN ALCALINO NIVEL DOS

Esta dieta se clasifica como DIETA PARA LA ENFERMEDAD CRÓNICA, y como implica el término, está indicada para enfermedad de una naturaleza crónica. Es la segunda más poderosa de las tres y ofrece l a misma **grande** potencial para una rápida recuperación de la salud. Es menos estricta que el Nivel Uno, y por lo tanto, lógicamente, tomaría un poco más tiempo para alcanzar los mismos resultados como el primer nivel. La ventaja, sin embargo, es que las personas son más dispuestas a seguirla con más fidelidad, puesto que el plazo para usar alimentos no cocidos es más corto (es decir, la disciplina es menos estricta), y menos sentido. Consiste en las tres fases como los otros dos niveles, pero son de más corta duración que las de Nivel Uno.

FASE **UNA**
LAS PRIMERAS 15 DÍAS.
(Día 1 al 15)

* Dieta 100% alcalina (puede prolongarse otro mes si desea com mucho provecho para la salud)
* Lo **ideal** es una dieta mono (monotrópica) por 1-2 semanas -- es decir, un sólo artículo de alimento. Por ejemplo, las uvas solamente para el desayuno, para el almuerzo y para la cena. (Use la variedad y cantidad que **desee**). Esto encierra una potencial purificadora y sanadora extraordinaria. Para los que tengan la disciplina es la recomendación número uno. Las uvas, la papaya, la piña, las naranjas, el mango, o plátano puede emplearse con mérito curativo y limpiador que va en aumento del derecho a la izquierda. En otras palabras, las uvas serán la primera elección si se pueden conseguir, la papaya la segunda, etc.

- Alimentos 100% crudos (comiendo varias frutas y ensaladas de verduras en forma cruda, es la segunda elección o alternativa a la dieta mono. Siga esta dieta para el plazo que queda en la fase una, después que termine su dieta mono. Puede usarse ésta (las frutas y verduras crudas) durante las treinta días si no decide seguir la dieta mono.
- Observe estrictamente las contraindicaciones dadas en esta sección. No use ningunos alimentos nocivos para la salud. No caiga atrás. Sea fiel.

FASE DOS
PRÓXIMOS 60 DÍAS
(Del día 16-45)

- Dieta 85% alcalino y sólo 15% de alimentos ácidos.
- Sólo una pequeña cantidad (5-10 %) de comidas levemente cocidas o pasadas **a vapor**
- Observe con diligencia las contraindicaciones. Sea fiel a sí mismo. No caiga atrás.

FASE **TRES**
DÍA 46 PARA ADELANTE

- Use 80% de alimentos alcalinos y 20% ácidos. Revise la lista.
- Coma con inteligencia y abandone los alimentos injuriosos. Cuesta demasiado para volver a caer enfermo.
- Mantenga el énfasis (la mayor parte) sobre el régimen **crudo**. Recuerde que hay grandes virtudes purificadoras sanadoras en los alimentos crudos.

ALIMENTOS PARA USAR LIBERALMENTE DURANTE EL RÉGIMEN ALCALINO FASES UNA, DOS Y TRES

Las frutas y verduras frescas, especialmente las hojas verdes/oscuras, frutas con carne amarillas y verduras como calabaza, papaya, mango, zanahoria, **melones, papas, etc. Use los** granos integrales como trigo, trigo negro (sarraceno), millo, cebada, maíz, avena en sus proporciones recomendadas, puesto que son alimentos ácidos. Use generosamente el ajo, la cebolla, jitomates, apios, y limones/limas. Estos son sumamente terapéuticos y fortalecen la salud. Las nueces de Brasil y las almendras dejan una ceniza (sales minerales) alcalina en el sistema y son por lo tanto, superiores a las otras nueces. Uselas en moderación, sin embargo. Las nueces deben comerse crudas NO tostadas (pues dificultan la digestión y provocan más toxinas y acidez.. El desayuno o el almuerzo puede ser fuerte, pero la comida de la tarde o cena, nunca debe ser pesada. Las frutas, o frutas o cereales (pan) son, por regla general, excelentes para la cena.

CONTRAINDICACIONES PARA EL RÉGIMEN ALCALINO NIVELES UNO, DOS Y TRES

Durante Fase UNA y DOS observe lo siguiente:

- No use absolutamente ninguna carne muerta. Entierre los cadáveres de los animales en el sepulcro, no los entierre en su estómago.
- No ingiera productos lacteos ni ningunos otros productos de animales exceptuando la miel.
- Ningunos alimentos cocidos, excepto caldo de verduras, y la pequeña cantidad mencionada (5- 10 %) de alimentos pasados a vapor o levemente cocidos. Tome los caldos ricos en minerales

pero no coma lo cocido. El contenido de mineral y vitamina ya está en el caldo. El comer las verduras así cocidas, sólo sobrecargará el sistema digestivo con poco o ningún provecho.
■ Nada de mantequilla, margarina, o grasas saturadas. Use aceite de oliva, nueces crudas, aguacates, y aceitunas, almendras o nueces de Brasil (use las nueces en moderación — 5-8). Nada de alimentos fritos.

■ Ningunos alimentos refinados o procesados, especialmente no use el azúcar blanco, la harina blanca, el arroz blanco, o sus productos. Coma los alimentos naturales integrales que son ricos en fibra. Use la miel en moderación para endulzar.

■ Nada de polvo de hornear o soda, MSG., mostaza, vinagre (excepto vinagre de cidra de manzana), pimenta negra o blanca o otras especias fuertes o picantes o alimentos ranciados La cayena (pimiento) puede usarse en **moderación.** Es medicinal y promueve la buena circulación.

■ No use la sal sino en cantidades muy limitadas.
■ Nada de café, té o bebidas con drogas, chocolate, colas, bebidas refinadas comerciales o con azúcar. Use jugos de frutas, verduras, caldos de verduras, o los tés hierbales recomendados.

■ No coma en forma rápida. Mastique su comida completamente. No tome líquidos junto con la comida. Ello diluye los jugos digestivos y provoca la fermentación y más toxinas en el sistema. Tome líquidos de 60 -45 minutos antes de comer o 1½ después. Si su digestión es por regla general débil, espere dos horas después. No coma entre comidas. Por lo menos cinco horas (5) deben mediar entre sus comidas. Coma sus comidas a horas regulares cada día en lo posible, y coma varias horas **antes** de acostarse. No coma las frutas y verduras crudas en la misma comida. No combinan bien para la digestión o salud.

*NOTA

En países pobres o países en desarrollo donde hay escasez de buenos alimentos naturales, y donde las personas son afligidas por la pobreza, los huevos y la leche (especialmente la leche de cabra) puede usarse en las FASES DOS (2) Y TRES (3). Mucho cuidado debe ejercitarse sin embargo, para reducir el peligro de contaminación o infección. Consiga estos productos de los que críen sus animales en forma natural y sin drogas. Dos a tres huevos la semana son adecuados, puesto que los huevos son ricos en colesterol. No deben ser fritos, sino hervidos o empleados en la receta especial dada en el libro para la **baja presión**. Recuerde, no obstante, que nutricionalmente, las almendras o otras nueces sustituyen perfectamente los huevos o leche.

- **A CADA NIVEL del** Régimen Alcalino los órganos de **eliminación deben** estar funcionando **a su máximo**. Véase la sección sobre "Mejorando y Perfeccionando la Eliminación".

El Régimen Alimenticio Alcalino Nivel Tres

Esta dieta es para enfermedad aguda y se clasifica así. Es la menos poderosa de las tres pero ofrece **adecuada** potencial para la recuperación de salud. Representa el mínimo nivel de disciplina de las tres para una debida dieta sanadora. Siendo la menos estricta, tiene la ventaja de ser más popular con una mayor cantidad de personas. Personas con poca **fuerza** de voluntad que pueden negar a seguir las otras dos, a menudo se conforman con ésta. Si se sigue fielmente restaurará la salud, pero lógicamente a través de un plazo más largo de tiempo. Las reacciones de la Crisis Curativa son también menos intensas que las anteriores. Incluye las tres fases, como los otros dos niveles pero con la más corta duración de tiempo para las dos primeras fases. Las tres fases son:

FASE UNA
LAS PRIMERAS 7 DÍAS.
(Día 1 al 7)

- Dieta 100% alcalina (puede prolongarse otro mes si desea com mucho provecho para la salud)
- Lo **ideal** es una dieta mono (monotrópica) por 3-7 días -- es decir, un sólo artículo de alimento en **la com**ida. Por ejemplo, las uvas solamente para el desayuno, para el almuerzo y para la cena. (Use la variedad y cantidad que desee). Esto encierra una potencial purificadora y sanadora extraordinaria. Para los que tengan la disciplina es la recomendación número uno (1). Las uvas, la papaya, la piña, las naranjas, el mango, o plátano puede emplearse con mérito curativo y purificador que va en aumento del derecho a la izquierda. En otras palabras, las uvas serán la primera elección si se puede conseguir, la papaya la segunda, etc.
- Alimentos 100% crudos (tener varias frutas y ensaladas de verduras en forma cruda, es la segunda elección o alternativa a la dieta mono. Siga esta dieta para el plazo que queda en la fase una, después que termine su dieta mono. Puede usarse éste (las frutas y verduras crudas) durante las treinta días si no decide seguir la dieta mono.
- Observe estrictamente las contraindicaciones dadas en **esta** sección. No use ningunos alimentos nocivos para la salud. No caiga atrás. Sea fiel.

FASE **DOS**
PRÓXIMOS 22 DÍAS
(Del día 8 a 30)

- Dieta 85% alcalino y sólo 15% de alimentos ácidos
- Sólo una pequeña cantidad (5-10 %) de comidas levemente cocidas o pasadas a **vapor**
- Observe con diligencia las contraindicaciones. Sea fiel a sí mismo.

FASE **TRES**

182

DÍA 31 PARA ADELANTE

- Use 80% de alimentos alcalinos y 20% ácidos. Revise la lista.
- Coma con inteligencia y abandone los alimentos injuriosos.
- Cuesta demasiado para volver a caer enfermo.
- Mantenga el énfasis (la mayor parte) sobre el régimen **crudo**. Recuerde que hay grandes virtudes purificadoras sanadoras en los alimentos crudos.

ALIMENTOS PARA USAR LIBERALMENTE DURANTE EL RÉGIMEN ALCALINO FASES UNA, DOS Y TRES

Las frutas y verduras frescas, especialmente las hojas verdes/oscuras, frutas con carne amarillas y verduras como calabaza, papaya, mango, zanahoria, **melones, papas, etc.** Use **los** granos integrales como trigo, trigo negro (sarraceno), millo, cebada, maíz, avena en sus proporciones recomendadas, puesto que son alimentos ácidos. Use generosamente el ajo, la cebolla, jitomates, apios, y limones/limas. Estos son sumamente terapéuticos y fortalecen la salud. Las nueces de Brasil y las almendras dejan una ceniza (sales minerales) alcalina en el sistema y son por lo tanto, superiores a las otras nueces. Usélas en moderación, sin embargo. Las nueces deben comerse crudas NO tostadas (pues dificultan la digestión y provocan más toxinas y acidez.. El desayuno o el almuerzo puede ser fuerte, pero la comida de la tarde o cena, nunca debe ser pesada. Las frutas, o frutas o cereales (pan) son, por regla general, excelentes para la cena.

CONTRAINDICACIONES (PROHIBICIONES) PARA EL RÉGIMEN ALCALINO NIVELES UNO, DOS Y TRES

Durante Fase UNA y DOS observe lo siguiente:

■ No use absolutamente ninguna carne muerta. Entierre los cadáveres de los animales en el sepulcro, no los entierre en su estómago.

■ No ingiera productos lacteos ni ningunos otros productos de animales exceptuando la miel.

■ Ningunos alimentos cocidos, excepto caldo de verduras, y la pequeña cantidad mencionada (5- 10 %) de alimentos pasados a vapor o levemente cocidos. Tome los caldos ricos en minerales pero no coma lo cocido. El contenido de mineral y vitamina ya está en el caldo. El comer las verduras así cocidas, sólo sobrecargará el sistema digestivo con poco o ningún provecho.

■ Nada de mantequilla, margarina, o grasas saturadas. Use aceite de oliva, nueces crudas, aguacates, y aceitunas, almendras o nueces de Brasil (use las nueces en moderación — 5-8). Nada de alimentos fritos.

■ Ningunos alimentos refinados o procesados, especialmente no use el azúcar blanco, la harina blanca, el arroz blanco, o sus productos. Coma los alimentos naturales integrales que son ricos en fibra. Use la miel en moderación para endulzar.

■ Nada de polvo de hornear o soda, MSG., mostaza, vinagre (excepto vinagre de cidra de manzana), pimenta negra o blanca o otras especias fuertes o picantes o alimentos ranciados La cayena (pimiento) puede usarse en **moderación.** Es medicinal y promueve la buena circulación.

■ No use la sal sino en cantidades muy limitadas.

■ Nada de café, té o bebidas con drogas, chocolate, colas, bebidas refinadas comerciales o con azúcar. Use jugos de frutas, verduras, caldos de verduras, o los tés hierbales recomendados.

■ No coma en forma rápida. Mastique su comida completamente. No tome líquidos junto con la comida. Ello diluye los jugos digestivos y provoca la fermentación y más toxinas en el sistema. Tome líquidos de 60 -45 minutos antes de comer o 1½ después. Si su digestión es por regla general débil, espere dos horas

184

después. No coma entre comidas. Por lo menos cinco horas (5) deben mediar entre sus comidas. Coma sus comidas a horas regulares cada día en lo posible, y coma varias horas **antes** de acostarse. No coma las frutas y verduras crudas en la misma comida. No combinan bien para la digestión o salud.

*NOTA

En países pobres o países en desarrollo donde hay escasez de buenos alimentos naturales, y donde las personas son afligidas por la pobreza, los huevos y la leche (especialmente la leche de cabra) puede usarse en las FASES DOS (2) Y TRES (3). Mucho cuidado debe ejercitarse sin embargo, para reducir el peligro de contaminación o infección. Consiga estos productos de los que críen sus animales en forma natural y sin drogas. Dos a tres huevos la semana son adecuados, puesto que los huevos son ricos en colesterol. No deben ser fritos, sino hervidos o empleados en la receta especial dada en el libro para la **baja presión**. Recuerde, no obstante, que nutricionalmente, las almendras o otras nueces sustituyen perfectamente los huevos o leche.

• **A CADA NIVEL del** Régimen Alcalino los órganos de **eliminación deben** estar funcionando **a su máximo**. Véase la sección sobre "Mejorando y Perfeccionando la Eliminación".

FÓRMULAS DE HIERBAS MAGISTRALES

FÓRMULA # 1:JARABE TÓNICO DE AJO

Esta es una fórmula que especialmente subraya las grandes **virtudes curativas del ajo.** Combina todas las propiedades mencionadas del ajo, junto con las de sus otros ingredientes: el hinojo, caraway, vinagre de cidra de manzana (muy medicinal), la miel y glicerina vegetal. Esta notable combinación (sobretodo porque las propiedades del ajo no han sido destruidas por el calor) la hace una medicina muy poderosa que fortalece el sistema inmune. Ayuda con toda clase de problemas de las vías respiratorias y de mucosidad. Más aun ayuda con control de **peso, gas** y indigestión, problemas femeninos, y ayuda a destruir la bacteria putrefacta nociva en el colon, fomentando así el crecimiento de la buena **lacto-bacter**ia para buena flora intestinal. En breve, esta "cura-todo" fórmula abarca todas las virtudes del ajo y de estas poderosas hierbas sinergísticas.

Ingredientes:
½ kilo de ajo
100 gramos de hinojo
100 gramos de carvi o anís estrella
3 libras (1 1/2kilo) de miel pura de abejà)
1 litro de vinagre de cidra de manzana (las otras clases de vinagre son muy dañinas para la los glóbulos rojos).
1 pinta (½ litro) de glicerina vegetal (Haga la fórmula sin ella si no puede conseguirla), pero añade 1 pinta más de miel.

Ponga el carvi (o anís estrella) y hinojo en el litro de vinagre de manzana y deje hervir suavemente por 15 minutos, mientras esté bien tapado. Después, cuando esté frío cuele bien y mezcle el ajo pelado en la licuadora con este líquido y deje reposar por 4 días. Agite vigorosamente cada día. Después de cuatro días, añada medio litro (1 pinta) de glicerina vegetal y deje reposar otro día. Finalmente, cuele bien y añada la miel de abeja. Su poderosa Fórmula MAGISTRAL está lista para uso.

He aquí una lista parcial de las condiciones para las cuales el ajo es muy eficaz.		
Abscesos	Diarrea	La piel
Alta presión	Dolores de	Los intestinos
Asma	oídos	Parásitos
Baja presión	Eczemas	Pulmonía
Bronquitis	Enfisema	Resfriados
Cáncer	Fiebres	Soriasis
Cólicos	Garganta	Tumores
Colitis	Granos	Verrugas
Constipación	hidropesía	Vías respiratorias
Diabetes	Hongos	
	Infecciones	

Le recordamos que el **ajo** es una de las hierbas medicinales más **poderosas** del planeta tierra. ¿Sabía usted que, como los limones, es un "cura-todo"? Aquí hay una lista impresionante de sus virtudes medicinales:

- **Antihelmíntico, antiespasmódico, antibiótico, antiparasítico, carminativa, colagoga, digestiva, diurético, expectorante y febrífuga, resolvente** y todavía más cualidades curativas. Véase el glosario para el significado de estes términos.

El ajo estimula la actividad de los órganos digestivos, alivia y corrige la pobre digestión. Es útil para problemas crónicos del estómago y de los intestinos. Como expectorante (expulsa flema y mucosidad) es pues excelente para condiciones catarrales, para bronquitis, y todos los

187

problemas del pecho y las membranas mucosas. Como colagogo, mejora la salud de la vesícula biliar y el hígado.

El ajo es excelente para **toda clase de infecciones** y especialmente los de los intestinos como: fiebre tifoideo, cholera, disentería, bacteria y parásitos peligrosos. Es muy eficaz para combatir la putrefacción intestinal y para las evacuaciones de muy mal olor. El ajo es también muy eficaz para **bajar la alta presión** y para combatir el arteriosclerosis.

INDICACIONES PARA USAR EL JARABE TÓNICO DE AJO

Use una cucharadita 2-4 veces diario preferiblemente con las comidas. En condiciones severas (gripes, tos, sinusitis, etc) puede usarlo cada media hora hasta que se obtenga alivio. No hay efectos tóxicos aun en largas cantidades.

Fórmula alternativa qué usar cuando los artículos para la fórmula # 1 no son disponibles.

Fórmula # 1b

FÓRMULA PARA LA TOS

Ingredientes:

1 cucharada de miel

1 cucharada de vinagre de cidra de manzana (use jugo de limón si no se puede conseguir vinagre de manzana)

¼ cucharadita de cayena

¼ cucharadita de jengibre

Añada dos cucharadas de agua caliente, mezcle bien y tome dos cucharaditas tan frecuente como sea necesario.

188

FÓRMULA MAGISTRAL #2
COMO DISOLVER CÁLCULOS BILIARES EN TRES DÍAS
MÉTODO A:

Día 1:   Tome por lo menos 2 litros de jugo de manzana durante todo el día. Antes de acostarse mezcle ½ taza de jugo de limón o lima con una (1) taza de aceite de oliva.

Día 2:   Dése una enema al levantarse, luego repita el programa para día 1.

Día 3:   Repita el programa del Día 2. — Los cálculos biliares ya se disolverán — ¡DESVANECIDOS!

MÉTODO B:
Tome por lo menos 2 litros de jugo de manzana por dos días consecutivos. Por la tercera mañana, tome 1 taza de jugo de limón con 1 taza de aceite de oliva. Ahora dése una enema de ajo. Reconozca lo cálculos cuando pasan. Suelen ser negros o color negro oscuro.

MÉTODO C— (Disolverlos en 24 horas)
Tenga un desayuno sencillo (manzanas o naranjas) y dése una enema después de comer. No coma más para el resto del día (se puede usar jugos de manzana o de naranjas). Dos horas antes de acostarse, prepárese y tenga lista ¼ litro (½ pinta) de jugo de limón o lima y ½ litro (1 pinta) de aceite de oliva. Ahora tome 2 onzas (60 gramos) del aceite y una onza del jugo cada 15 minutos hasta que se acabe. Al acostarse, colóquese sobre su lado **derecho** con una almohada bajo su pelvis. Esto concentrará la mezcla en la vesícula biliar. Cuando va al baño por la mañana, los cálculos pasarán.

Nota: Sustituya jugo de naranjas o de uvas si no se puede conseguir el jugo de manzana, pero éste es el mejor.

FÓRMULA MAGISTRAL # 3
(CÓCTEL de Ajo)

Ingredientes:
  6-- 10 limones o limas
  1-- 2 cucharadas miel
  Un pellizco de cayena
  2 -- 3 diente de ajo

Ponga el jugo de los limones en una taza o vaso, luego pele el ajo y macere o mezcle en la licuadora con el jugo. Añada la miel y cayena y deje reposar por una hora tapada. Tome 1-2 cucharaditas de la mezcla tan frecuente como desee hasta que se acabe.

Virtudes Medicinales
* Este es un cóctel tónico muy limpiador y curativo, es especialmente bueno para las vías respiratorias.
* Promueve la digestión, combatiendo el gas y reduciendo la putrefacción.
* Fortalece el sistema inmune.
* Suple importantes minerales y vitaminas para el cuerpo.
* Encierra todas las virtudes combinadas del limón, del ajo, de la miel y de la cayena.

FÓRMULA MAGISTRAL # 3B —El Aceite de Ajo
He aquí una fórmula sencilla pero magistral para hacer **el Aceite de Ajo.**

Pele una libra (½ kilo) de ajo fresco y macere o mezcle en la licuadora con 1 litro de aceite puro de oliva. (Sustituya aceite de girasol si no tiene de oliva, pero el de oliva es mejor). Deje reposar la mezcla por 3-5 días en un lugar calentito, o en la luz del sol, agitando cada día. Después, cuele bien usando un paño o colador muy fino. Ahora tiene un poderosísimo remedio que combina todas las virtudes del ajo con las de aceite de oliva para uso tanto interno con las comidas como externo.

190

USOS ESPECÍFICOS PARA ACEITE DE AJO		
Abscesos	Diarrea	La piel
Alta presión	Dolores de	Los intestinos
Asma	oídos	Parásitos
Baja presión	Eczemas	Pulmonía
Bronquitis	Enfisema	Resfriados
Cáncer	Fiebres	Soriasis
Cólicos	Garganta	Tumores
Colitis	Granos	Verrugas
Constipación	hidropesía	Vías
Diabetes	Hongos	respiratorias
	Infecciones	

INDICACIONES PARA USO

Para uso interno, tome una cucharadita cada 2--3 horas o 3--5 veces al día. Para inflamación del oído interno o para dolores de oídos ponga 4--5 gotas en el oído varias veces al día y tape con algodón. Frote bien sobre el área afectada 2--3 veces al día para uso externo.

FÓRMULA MAGISTRAL # 4
— KURA-TODO TÓNICO AMARGO DE DR. STANFORD
(Una variedad más potente que el **Tónico Amargo Suizo**)

FÓRMULA PARA HACER CURA-TODO TÓNICO AMARGO DE DR. STANFORD	
VERSIÓN UNA	**VERSIÓN DOS**
½ oz Lúpulo	½ oz Ajenjo en polvo
½ oz Ajenjo	½ oz Angélica (raíz)
1 oz Diente de león (raíz)	½ oz Lobelia
½ oz Sauce blanco ½ oz Valeriana	1 oz Diente de león (raíz)
1 oz Trébol Morado	½ oz Mirra
1 oz Menta (yerba buena)	½ oz Consuelda root
½ Barba de elote; ½ Angélica	½ oz Raíz de Ruibarbo
½ Cascara Sagrada	¼ Cayena ½ oz Perejil
½ oz Gordolobo ½ oz Caléndula	½ oz Hoja Sen
½ oz Milenrama; ½ oz Romero	¾ oz Jengibre
¼ oz Cayena ¼ oz Clavos de especia o Jengibre	½ oz Caléndula
½ oz —½ pinta Glicerina (opcional)	½ oz—½ pinta Glicerina (opcional)
1½ litro de alcohol como de 40% por volumen	1 litro litro de alcohol como de 40% por volumen

192

MÉTODO:

Ponga todos los ingredientes en una botella de vidrio junto con el alcohol y glicerina. Cierre la botella y deje remojar en un lugar caliento por un mínimo de 2 semanas. Sacude vigorosamente cada día. Después, saque un poco para uso diario dejando remojar el resto. Cuanto más tiempo quede remojado tanto más potente llega a ser. La porción sacada para uso diario debe meterse en botellas pequeñas y oscuras, y colocadas en un lugar fresco.

USOS:

Este Kura-todo tónico amargo es para toda clase de dolores y todas las enfermedades. Interiormente, se usa para gripe o resfriado, fiebre, sangre impura, purificación del colon y problemas intestinales, quemaduras, circulación, ataques cerebrales, riñones, cólicos, estómago, corazón, neuralgia, páncreas, piel, coyunturas, artritis, etc.

Direcciones:

Use 1 cucharadita 2—4 veces a día en agua caliente o té (el calor hace evaporar el alcohol muy rápido) Para uso externo (en la piel), aplique un poco de aceite o crema antes de aplicar, puesto que el alcohol tiende a absorber el aceite natural de la piel. Para uso en el oído, ponga una o dos gotas de aceite de ricino o oliva antes de meter unas pocas gotas de tónico amargo Kura-todo.

¿POR QUÉ ES KURA-TODO TÓNICO AMARGO TAN PODEROSO Y VIRTUOSO?

La razón es, como puede ver fácilmente, porque las hierbas tienen como blanco todos los órganos vitales y los sistemas principales indispensables para la salud. Por ejemplo:

- Lúpulo, Sauce blanco y Valeriana alivian el DOLOR y fortalecen los NERVIOS.
- Ajenjo, Menta (yerba buena), Mandrágora, Milenrama, y Diente de león fortifican el estómago y el hígado.

- Cascara Sagrada, Hoja sen, Mandrágora, y Diente de león purifican en mucho los INTESTINOS GRUESOS Y EL COLON, y ayudan de esta forma EL SISTEMA INMUNE.
- Trébol Morado, Caléndula, Gordolobo, Milenrama, y Cayena ayudan a PURIFICAR LA SANGRE y estimulan MEJOR CIRCULACIÓN, ayudando la PIEL y OTROS ÓRGANOS.
- Angélica, Romero, y Jengibre ayudan a ALIVIAR PROBLEMAS FEMENINOS
- Barba de elote y Diente de león son excelentes para los RIÑONES y las VÍAS URINARIAS.

Kura-todo tónico amargo es verdaderamente indicado en TODOS LOS DOLORES y ayudan con todas las enfermedades, pues limpian el sistema y fortalece el sistema inmune. Hagálo en casa, tendrá mucho contentamiento de haberlo hecho.

Dr. Errol Stanford

TERAPIA DE PURIFICACIÓN
A BASE DE LIMÓN

— Fórmula Magistral # 5—

Los limones (y las limas), como muchos saben, se cuentan entre las frutas medicinales más grandes del mundo, como todos los doctores Naturistas de experiencia y autoridades de la salud natural afirmarán. Empleados debidamente, se ha comprobado que han efectuado curaciones en más de 150 enfermedades. Los limones son altos en las vitaminas B y C y son ricos en los sales alcalinos de calcio, hierro y fósforo. Esta propiedad medicinal les convierte en un agente excelente para deshacer las toxinas, una bactericida poderosa. Son excelentes para la acidez del estómago. De hecho, los limones tienen innumerables aplicaciones que son prácticas, muy terapéuticas y alejan las enfermedades.

Note: Para personas quienes tienen el sistema y el estómago muy tóxicos, los limones/limas no pueden usarse de golpe en cantidades muy largas, a no ser que sufran reacciones dolorosas o desagradables (aunque casi nunca perjudiciales). Para estas personas es necesario vencer lo que se llama "la barrera de bilis". Esta puede realizarse por el uso **paciente** y **persistente** del jugo del limón (diluido en agua o té) en pequeñas cantidades al comienzo, pero que gradualmente van aumentándose cada vez más.

TERAPIA DE PURIFICACIÓN A BASE DE LIMONES POR 10 DÍAS			
	EJEM-PLO UNO	EJEM-PLO DOS	EJEM-PLO TRES
DÍA #	CANTIDAD DE LIMONES	CANTIDAD DE LIMONES	CANTIDAD DE LIMONES
1	2	3	4
2	4	6	8
3	6	9	12
4	8	12	16
5	10	15	20
6	10	15	20
7	8	12	16
8	6	9	12
9	4	6	8
10	2	3	4
TOTAL	60	90	120

Dr. Errol Stanford

TERAPIA DE PURIFICACIÓN A BASE DE LIMONES POR 15 DÍAS			
	EJEMPLO UNO	EJEM- PLO DOS	EJEMPLO TRES
DÍA #	CANTIDAD DE LIMONES	CANTIDAD DE LIMONES	CANTIDAD DE LIMONES
1	2	2	3
2	3	4	6
3	4	6	9
4	5	8	12
5	6	10	15
6	7	12	18
7	8	14	21
8	9	16	24
9	8	14	21
10	7	12	18
11	6	10	15
12	5	8	12
13	4	6	9
14	3	4	6
15	2	2	3
TOTAL	79	128	192

COMO TOMAR EL JUGO DE LIMONES

Los limones no deben tomarse todos a la vez. La cantidad para cada día puede tomarse durante los 24 horas, por lo menos durante las horas que no se duerma. El jugo debe diluirse con agua o té de hierbas pero sin ningún azúcar. Si se usa la miel debe ser en muy poca cantidad. RECUERDE que si su sistema es muy tóxico, no se puede comenzar con largas cantidades, las reacciones serán demasiado intensas y hasta dolorosas. Con persistencia, use pequeñas cantidades que van en aumento para fortalecer su resistencia para vencer "la barrera de bilis".

USOS Y CONDICIONES PARA LA TERAPIA DE PURIFICACIÓN A BASE DE LIMONES

Acidez de Estómago	Apendicitis	Arteriosclerosis
Artritis	Beriberi	Riñones/ Vejiga
Bronquitis	Gripe o Resfriado	
Envenenamiento de la sangre		Circulación
Constipación/Colon Caspa, *Pelo cayendo*		Diabetes
Tos	Desordenes digestivos	
Difteria	Epilepsia	Estómago caído
Fiebres (Toda clase)	Gases	Gota
Cólico	Dolor de Cabezas	Corazón
Hemorragias	Herpes	Hidropesía
Inflamaciones	Cálculos de riñones	
Hígado /Vesícula biliar	Sistema linfático	Viruelas
Nerviosidad	Obesidad	Pleuresía
Pobre Apetito	Viruelas	Reumatismo
Escorbuto	Sinusitis	*Mordidas de insectos/ víboras*
Dolor de estómago	Desordenes del sistema	
Tuberculosis	Úlceras	Lombrices
Heridas (todas)		

Para pelo seco que va cayendo, dar masajes firmes a la cabeza con jugo de limón mezclada con un poco de jugo de cebolla.

* Para mordidas de insectos y víboras ponzoñosas, una vasta cantidad ha sido usado con éxito (35-45 limones). Tenga presente que esta información se ofrece aquí por con propósitos de educación. No asumimos ninguna responsabilidad médica.

La terapia de purificación a base de limones debería acompañarse por una dieta principalmente de frutas y verduras no cocidas para el mayor beneficio. Por todos los medios, asegúrese que hay eliminación máxima, cuando se usa largas cantidades de limones. (2 enemas diarios de vapor cada tercer día, etc, durante este tiempo son recomendados), sobretodo cuando la cantidad por día es más que siete. Si no hay eliminación adecuada de las toxinas, y de los deshechos morbosos agitados y disueltos en el sistema por los limones, estas toxinas se manifestarán en forma de granos, abscesos, dolores de cabeza, etc. Por esta razón, asegúrese que todos los órganos de eliminación sean estimulados a funcionar a su máxima eficiencia.

CREMA/POMADA DE HIERBAS
PARA LA   PIEL
FÓRMULA MAGISTRAL # 6

CREMA / POMADA DE HIERBAS PARA LA PIEL		
Pomada # 1	**Ingredientes**	**Sustitutos**
	Baya de Saúco	Caléndula
	Milenrama	Nogal Negro o Corteza de encino bl.
	Trébol Morado	Llantén
	Hidrástide de Canadá	Ajenjo
	Bálsamo de Galaad	Consuelda o Malvavisco
	Aceite de oliva/ poco de cayena	Aceite de girasol, o vegetal
	Cera de abejas (opcional)	Grasa de cacao (opcional)
Pomada #2	**Ingredientes**	**Sustitutos**
	Caléndula	Milenrama
	Trébol Morado (flores)	Diente de león o raíz de Bardana
	Llantén	Nogal Negro o Pampalina

	Corteza de encino blanco	Acedera
	Consuelda	Gordolobo o Malagueta
	Aceite de oliva/ poco de cayena	Aceite de girasol o vegetal
	Cera de abejas (opcional))	Grasa de Cacao (opcional)

MÉTODO:

Hierva suavemente como de ½ —1 onza (15 -30 gramos) de cada hierba indicada en la lista (pero se puede confeccionar la pomada hasta dos o tres hierbas solamente, si fuera necesario), en ½ a ⅔ litro de aceite de oliva o girasol. Use un baño María (una olla dentre de otra olla) para que no se queme. Hierva suavemente por tres horas. Deje enfriar y luego cuele con un paño muy fino. El aceite ahora contiene todas las virtudes medicinales y puede emplearse en esta forma. Para que tenga la consistencia o firmeza de una pomada o crema, se necesita ahora volver a calentarlo y luego añadirle la cera de abejas o grasa de cacao. Añada como de 90 --150 gramos, dependiendo en la firmeza deseada. En condiciones calentitos puede ser menester poner un poco más. Usted puede experimentar con la mitad del aceite primero. Sólo cuando esté frío se puede probar la solidez deseada.

Una cucharada o dos de aceite de ricino puede añadirse para perfeccionar sus virtudes, también una o dos cucharadas de vinagre de cidra de manzana. Si desea que la pomada tenga cierto olor, use unas pocas gotas de aceite de eucalipto y/o menta (yerba buena) o benzóin o cualquier aceite o polvo a base de hierbas que tenga olor agradable y que sea curativo o que no reduzca las propiedades curativas de la pomada. Alternativamente, una hierba aromática (de buen olor) como menta (yerba buena) puede ser hervida suavemente con las otras hierbas si no tiene aceite de buen olor a base de hierbas. Mezcle completamente todos estos ingredientes, revolviendo vigorosamente si sea necesario para eliminar burbujas de aire y evitar las bolitas. Conserve en un lugar fresco y oscuro. Esta pomada puede durar por mucho tiempo sin perder de sus virtudes curativas.

FÓRMULA MAGISTRAL # 7— RECETAS PARA LA BELLEZA Y PARA ELIMINAR LAS ARRUGAS

Versión A
Ingredientes::
½ onza(15 gramos) glicerina
½ (15 gramos) de agua de rosa
½ (15 gramos) onza de nogal de brujería
3 cucharadas miel

Versión B
Ingredientes:
Tintura de benzóin
½ onza glicerina
3 cucharadas de miel
Añada unas pocas gotas de su perfume o cologne si desea.
* La miel y la glicerina son emolientes conocidas desde la antigüedad.

OTRAS AYUDAS
* De un masaje o frote bien la frente con aceite de oliva calentito. Esto ayudará a eliminar las arrugas.
* Masaje la frente con agua de cebada con unas pocas gotas de aceite de bálsamo de Galaad (use aceite de oliva si no tiene el otro).
* Una papaya fresca es excelente para hacer su piel tierna como terciopelo. Aplique por 10 minutos una capa de papaya mezclada en la licuadora. Es excelente para hacer su piel suave. Durante este tiempo esté acostado con sus pies un poco más alto que su cabeza. Una enzima en la papaya ayudará a quitar las capas exteriores muertas de su piel. Después de 10 minutos, lave su

rostro con agua calentita luego termine con agua fría por algunos segundos.

FÓRMULA MAGISTRAL #7b — LUCIR PELO BELLO

* Meta una onza (30 gramos) de romero en ½ litro de agua hirviendo. Esta decocción se considera una de las mejores fórmulas para lavar y fomentar cabello bello y largo. Por eso también mucho champús comerciales contienen el romero.

* Hierva un puñado de ortigas en un litro de agua (se puede añadir 2—4 onzas (60 - 120 gramos) de vinagre de cidra de manzana) para tener otra excelente champú que también dará un color oscuro a su cabello si es color gris.

FÓRMULA MAGISTRAL # 8 —EXTRACTO DE NOGAL NEGRO

Ingredientes:

Nogal negro (Se emplea la cáscara -- pero antes que la fruta se madure)

Alcohol

Meta 3 onzas (90 gramos) de nogal negro (la cáscara verde no madura) en medio litro de alcohol (como 40% por volumen) y deje reposar por 2 semanas en un lugar calentito, agitando vigorosamente cada. Luego cuele y conserva en botellas de color moreno oscuro en un lugar fresco y oscuro.

* El potasio yodada orgánica que ocurre naturalmente en la cáscara verde no madura de este árbol es un remedio potente para los malestares que siguen:

Abscesos	Acne	Granos
Difteria	Disentería	Eczema
Comezón	Parásitos	Útero caído
Culebrilla	Escrófula	Zoster
Sífilis	Tumores	Lombrices

COMO USAR

Ponga 1 cucharadita en una taza de agua caliente o té de hierbas para tomar cuando se enfríe 3 veces al día. El agua caliente hará evaporar el alcohol dejando las cualidades medicinales. Para uso externo, frote bien el área afectada varias veces al día.

CONSIDÉRELO BIEN

¿Sabía usted que se consideran a las almendras el rey de las nueces? Son nutritivas, de digestión fácil y, a diferencia de los más de las nueces, son alcalinas (dejan en la sangre después de la digestión, una ceniza rica en sales mineral alcalinas). Su proteína es también mucho superior a la de los animales.

FORMULAS TÓNICAS Y COCTELES DE SALUD

BEBIDA PROTEÍNA ALCALINA
FÓRMULA TÓNICA # 1

Tome 5 —8 almendras, (se puede sustituir 3—5 nueces de Brasil o 30 gramos de coco rayado) 2-- 4 rebanadas de piña (o jugo de dos naranjas) y una cucharada o dos de miel, y mezcle en la licuadora con una taza de agua. Añada un poco de vainilla o canela (opcional). El jugo de medio limón puede añadirse también, si se desea. Echéle dos cucharadas de avena cruda molida (quaker oats) para enriquecer y perfeccionar la bebida si desea.

Leche Pura de Nueces

Para obtener leche pura de nueces, use dos veces la cantidad de nueces y miel en la receta arriba sin las frutas. Ahora mezcle en la licuadora con una taza o dos de agua. Añada 2 cucharadas de avena cruda molida (quaker oats) para enriquecer la leche si prefiere. Añada un poco de vainilla o canela (opcional), 1-2 cucharadas of linaza y/o ajonjolí lo cual enriquecerá notablemente el valor de nutrición de la leche.

FÓRMULA TÓNICA # 2 — BEBIDA VERDE ALCALINA

Las hojas de muchas verduras siendo ricas en clorofila y otros nutrientes, se suelen emplear para hacer una "Bebida Verde". Usando agua (o jugo de piña no endulzado), mezcle en la licuadora una selección de 4--7 de las hierbas de abajo:

Alfalfa	Hojas de cebada	Bardana
Repollo	Zanahoria/remolacha(hojas)	
Apio	Penca de cardo	Calalú
Consuelda	**Diente de león**	Cebollas verdes
Col rizada	Lechuga	Malvavisco

205

Ortiga   **Perejil**   Llantén
Calabaza   Hojas de rábano
Hojas de frambuesas   Espinaca
Germinados Pimienta dulces verdes
Hojas de nabo   Hojas de trigo

Como Preparar

Sencillamente mezclélas en la licuadora, luego cuele y tome en sorbos, tratando de ensalivar bien. Si tiene un extractor eléctrico de jugos estas verduras pueden ser maceradas y metidas en el extractor, igual como otras verduras. Puede mezclar una tercera parte de bebida verde con dos tres partes de jugo de remolacha, apio o zanahoria.

Otro método es primero hacer una vaso de jugo de zanahoria, remolacha y apio y luego ponga el jugo en la licuadora a baja velocidad. Ahora añada las verduras poco a poco en la licuadora. Finalmente póngala a alta velocidad y deje mezclar plenamente. Cuele y tome después.

- Otra vez recuerda que la bebida verde es sumamente provechosa para casi todas las condiciones de pobre salud, pues es rica en clorofila y suple una cantidad copiosa de vitaminas, minerales, enzimas, micro-minerales y otros agentes secretos que hasta ahora solamente la Naturaleza y el Creador parecen saber.
- No usen demasiadas combinaciones a la vez si se preocupa del sabor.
- Tenga cuidado de no usar las hojas de algunas plantas no conocidas. Las hojas del papa y del ruibarbo son venenosas, por ejemplo.

FÓRMULA TÓNICO # 3
— Tónico Sábila-Carbón —

Ingredientes:

3-5 cucharaditas de sábila (fresca es mejor y la parte interior).

2--3 cucharaditas de carbón (carbón activado es el mejor).

206

1 cucharadita de melases
El jugo de un limón (o la mitad) puede añadirse.

Mezcle todo en la licuadora junto con media taza de agua o té de hierba y use una vez al día. Idealmente, tomélo por lo menos durante dos semanas. El tónico puede tomarse por un mes si se desea, luego se puede dejar pasar dos semanas y empezar de nuevo. El tratamiento debe seguirse por una limpieza del colon.

Este tratamiento es muy poderoso para limpiar y fortalecer el aparato digestivo y la corriente de sangre. También edifica el sistema inmune (las defensas) y suple nutrientes vitales -- el carbón se conoce universalmente por su capacidad para adsorber y quitar toxinas.

FÓRMULA TÓNICO # 4 — TRATAMIENTO DE UVAS Y HUEVOS

VERSIÓN A
Ingredientes:
8 onzas (240 gramos) de jugo puro de uvas (puede prepararse en casa en una licuadora o extractor eléctrico) o se puede comprar el jugo de Welch (Welch grape juice).
1 huevo (de gallinas criadas en forma muy natural sin comidas con drogas).
Un pellizco de cayena
1-2 cucharaditas de jugo de limón
A pellizco de ajo en polvo si se desea o un diente (o medio) de ajo.
Mezcle bien en la licuadora y tome fresco. El jugo puro de naranja o de piña puede sustituirse en lugar de aquello de uvas.

Esto es un tónico muy nutritivo para las personas quienes son débiles, emaciadas o cuando sus órganos para hacer sangre no funcionan bien. Es también excelente para baja presión. Este tratamiento sólo debe usarse por un corto tiempo (unos dos o tres semanas), puesto que los huevos son ricos en colesterol. Se puede dejar pasar una semana o dos, y luego repetir el programa. Algunas personas usan sólo la clara del huevo en lugar del huevo entero si el tratamiento duro por más largo tiempo.

VERSIÓN B
* La leche pura de cabra puede sustituirse por el jugo de uva en la receta anterior.

VERSIÓN C

* **Las** nueces crudas (las almendras o las nueces de Brasil), pueden sustituir los huevos, si no se pueden obtener leche sin contaminación. No use una larga cantidad de nueces — 1-2 onzas, (30 --60 gramos máximo) y las nueces no deben ser tostadas.

FÓRMULA TÓNICA # 5 — Caldo de Verduras

Macere, corte o raye entre 7 a 10 tipos de verduras como zanahorias, papas dulces, apio, tomates, calalú, calabaza (con la cáscara) el ajo, cebolla, remolachas, repollo, etc., en pedazos e hiérvalos a fuego moderado en un litro de agua por como 35--40 minutos. Este caldo es muy ALCALINO por ser muy rico en minerales. Cuando se enfríe cuele y use. No coman las verduras cocidas pues ya han perdido sus minerales al agua (a menos que se esté haciendo una sopa de verduras en tal caso se puede mezclar en la licuadora). Tome este caldo durante el curso del día entre comidas cuantas veces que quiera. El cuerpo recibe mucho beneficio de este caldo que no tiene que digerirse como alimentos sólidos. Las vitaminas y minerales son fácilmente asimiladas y usadas en esta forma.

* Use sólo muy poca o ninguna sal ni aceite en el caldo (excepto una cucharadita o dos de aceite de oliva cuando se está por tomar).
* Este caldo puede sazonarse con sus hierbas favoritas como: Perejil, Orégano, Romero, Tomillo, Basil, o Cayena.
* No use ningunas especias nocivas como pimienta negra o blanca, mostaza, MSG, etc.
* Lo único **superior** a este caldo sería **jugos crudos de verduras** hechos en un extractor eléctrico.

FÓRMULA TÓNICO # 6— NUTRI-SALAD DRESSING
VERSIÓN A
Ingredientes:
1-2 limones
3-4 cucharadas aceite de oliva
1 diente de ajo, ⅓ — ½ cebolla
Pellizco de cayena, sal de mar u otra sal.
1-2 cucharaditas de salsa de soya o Bragg's Amino Acids (Bragg's ácidos aminos (opcional)).

Macere o mezcle en la licuadora (añada 2 o más cucharaditas de agua y/o más aceite de oliva si se desea) y un tallo de apio. Semillas de calabaza peladas son también excelentes y ricas en nutrición si son disponibles.

VERSIÓN B
Con la receta arriba, incluya nueces crudas de cashew, de almendras o otras nueces y suficiente aceite de oliva o de girasol para que la mezcla tenga la consistencia o firmeza requerida. Si no se usa ningún sal, entonces la miel o dátiles pueden añadirse para endulzarla. Cuando se usan las nueces, una fruta tal como plátano puede añadirse para aumentar la solidez o consistencia. Una cucharada de avena (quaker oats) seca hará lo mismo como el plátano. Esta adereza o "dressing" puede ser enriquecida con un pellizco de canela, jengibre, romero o otra especia saludable.

- Cuando se hace con suficiente solidez, esta mayonesa puede emplearse en lugar de margarina o mantequilla, pues es superior a estas dos.
- Estas recetas son muy recomendables. La primera es sencilla y excelente para ensaladas de verduras. No sólo hace la comida más sabrosa, sino también facilita la digestión y suple nutrientes valiosas. Los limones, el ajo y cayena son buenos doctores, el aceite de oliva es un buen lubricante que da tono al aparato digestivo, a la vez que ayuda a disolver los cálculos biliares y

colesterol. Es también un buen laxante. La combinación se convierte en un dinamo verdadero de salud.

MEJORANDO Y PERFECCIONANDO LA ELIMINACIÓN

Durante una dieta alcalina limpiadora, o en un "Ayuno de Jugos", el cuerpo se pone a efectuar una tremenda obra de purificación interna. Como resultado, una vasta cantidad de toxinas y deshechos morbosos son producidos. Estos necesitan quitarse de la corriente de sangre cuanto antes. Si no se hace esto, contrarrestan y obstaculizan el proceso sanador, y provocan muchos malestares. Los órganos de eliminación, por lo tanto, necesitan cada ayuda para funcionar a su máxima eficiencia. Estos órganos de eliminación son principalmente: la piel, los pulmones, los riñones con la vejiga y el colon.

Para la piel *el Masaje en Cepillo* Seco (dar masaje a la piel con un cepillo seco por 10-20 minutos), una a dos veces al día es muy eficaz. Así también el uso de baños fríos o calientes, pero especialmente fríos, saunas — hidroterapia. Cualquier cosa que promueva la transpiración (sudor) es muy terapéutica y deseable, puesto que una larga cantidad de toxinas es eliminada en el sudor.

El ejercicio ayuda en gran manera a expulsar toxinas tanto por los pulmones que por la transpiración.

Usando cantidades copiosas de jugos de frutas y verduras, tés de hierbas y agua pura, facilitan y promueven la obra de los riñones mientras expulsan las toxinas por la orina. La mayor atención sin embargo, necesita prestarse al colon, pues es allí donde la mayor parte de las toxinas se encontrarán. Esto es por consiguiente, donde se determinará el asunto vital de salud y vida, o enfermedad y muerte. En breve, la condición de su colon directamente promueve la enfermedad y la muerte o la salud y la vida.

Con una buena dieta alcalina o con los Ayunos de jugos, copiosas cantidades de impurezas son revueltas y disueltas en el sistema en preparación para ser expulsadas, sobretodo por el colon. Por lo tanto, no sólo el programa contra la **constipación** debe tener alta prioridad, sino que se recomienda darse lavativas del colón o enemas. Es altamente aconsejable durante la primera semana de la dieta alcalina (todos los niveles) que los enemas se den dos veces al día -- mañana y tarde. Cuanto más severa la enfermedad, y cuanto más estricta la dieta, tanto más intenso el limpiamiento, y tantas más impurezas son generadas. Después de la primera semana, los enemas pueden discontinuarse o reducirse. Sin embargo, deben haber por lo menos dos evacuaciones al día. Si se sigue una dieta líquida (Ayunos de jugos) durante este período entero se debe usar dos enemas a diario.

Las hierbas que son recomendadas para la condición particular, son también excelentes en forma de enemas. Además algunas sustancias o hierbas idóneas para los enemas y muy terapéuticas son las siguientes:

- El carbón—2 a 4 cucharadas — para quitar las toxinas; también excelente para malos olores.
- El ajo —6 dientes en 2 litros de aguar— excelente para las infecciones y parásitos.
- Hierba gatera—2 cucharadas, muy suave para el colon y buena para niños
- Olmo Americano—2 cucharadas— neutraliza la acidez y absorbe malos olores, también excelente para colitis, diarrea y hemorroides.
- Té de linaza —¼ taza para 1 litro de agua—cuele y llene la bolsa; es muy suave, purificador y curativo.
- La clorofila y/ o el Kura-todo tónico amargo —2-3 cucharadas— son usados con frecuencia con mucho beneficio dependiendo del problema. Son muy curativos y purificadores.

COMBINACIÓN DE ALIMENTOS —UNA GUÍA
GENERAL

¿Sabía usted que la combinación debida de alimentos afecta en mucho la salud?

Regla 1: El Grupo B combina con los otros dos, pero no combinen alimentos en los grupos A y C.

Regla 2: 80% de los alimentos deben escogerse de las frutas y verduras y sólo 20% de granos, nueces y semillas los cuales son principalmente ácidos en el sistema después de la digestión.

Grupo A Frutas ordinarias	Grupo B Frutas hierbales, frutas especiales, granos, nueces, especias, cucúrbitas		Grupo C Verduras y legumbres ordinarias
Manzanas	**Granos**	**Cucurbitas**	Papas
Albaricoques	Maíz	*Melones	Alcachofa
Plátanos	Arroz	Pepinos	Aparrago
Arándanos	Calabaza		Remolacha
Genipas	Avena		Bruselas
Toronja	Trigo		Germinados
Mangos	(Cereales)		Repollo
Naranjas			Zanahoria
Duraznos	**HABAS**	**NUECES**	Yuca
Peras	Soya		Coliflor
Fruto De	Anacardo	Pecans	Calalú
Diósporo	Habichuelas	Almendras	Diente De
Ciruelas	Habas, Garbanzos	Nueces De	león
Pasas		Brasil	Edoes
Guanábana	**FRUTAS**		Col rizada
Fresas	**ESPECIALES**		Lechuga
Tangerinas	Piñas	Aguacate	Rábanos
Etc.	Tomates	Papaya	Espinaca
	Berenjena	Olivas	Etc.
	Pimientas, Etc.	Cocos.	
	SAZONES/ESPECIAS		
	Cebollas/El ajo/Apio/ETC.		

* Los doctores y autoridades Naturistas recomiendan, generalmente, que estos se coman solos.

COMO COMBINAR LAS FRUTAS
— UNA GUÍA GENERAL —

● "**El conocimiento** en relación a la debida combinación de alimentos es de gran valor, y ha de recibirse como **la sabiduría** de Dios." Régimen Alimenticio p. 130.

Básicamente, hay tres principales categorías de frutas, excluyendo las nueces. Las frutas dulces, las frutas ácidas y las frutas sub-ácidas. Mientras que mucha gente se las come en cualquiera combinación, hay grandes beneficios para la salud si se comprende y pone en práctica la ciencia **de la** debida combinación de **alimento**s, aun cuando se evitan los dos extremos.

Para un estómago feliz, para más perfecta digestión, y para un cerebro despejado y una memoria muy eficiente, observe las sencillas reglas siempre que sean posibles.

FRUTAS ÁCIDAS	FRUTAS SUB-ÁCIDAS	FRUTAS DULCES
FRUTAS Cítricas	Piñas	Frutas muy dulces
Toronja	*ciruelas	Plátanos
Naranjas	*fresas	Dátiles
Piñas	Manzanas	Higos
Ciruelas	Melones	Pasas
Fresas	Uvas, durazno	
Tamarindos	Mangos	
Tangerinas	Papaya,	
ETC.	Peras, etc	etc.

- Mezcle las frutas sub-ácidas con cualquiera de la otras frutas.
- No mezcle las frutas dulces con las ácidas.
- Mientras que las frutas pueden usarse con cualquier grano o cereal, las frutas ácidas son mejores para alimentos ricos en proteínas.

Sea inteligente y cortés en todos los momentos. Evite ser un "liberal" (no le importa nada) o un fanático, como es el consejo de la Inspiración. Ponga un buen ejemplo y no pelee con nadie, más bien coseche los buenos beneficios de salud junto con la aprobación de Dios y de su conciencia.

"Lean los mejores autores sobre estos temas, y obedezcan religiosamente lo que su razón le dice que es cierto." Consejos Sobre la Salud p. 566(en inglés).

* Cuando son muy dulces algunas frutas pueden caer en otra caer en otra categoría.

214

CARTEL DE VITAMINAS Y SUS FUENTES NATURALES				
Vita-minas	Canti-dad diaria	Máximo a corto plazo	Síntomas	Fuentes Naturales
A	800 mcg (2700-3300)	25,000- -50,000 unidades	Pobre visión, ceguera nocturna, bajas defensas, pobre apetito, malos dientes/encías, problemas de piel, pelo, caspa, etc.	Frutas y verduras de color esp. zanahorias, calabazas, verduras de hojas verdes. (Col rizada, nabos, espinaca), melón, calabaza, batatas, jitomates, diente de león, etc.
B_1	1.0 mg.	100 mg.	Pobre apetito, debilidad muscular, latir lento del corazón, irritabilidad, proble-mas de digestión, diabetes, depresión mental, beriberi, neuritis, edema, etc.	Levadura de brewer, germen de trigo /bran; arroz integral; cereales integrales, avena, nueces y semillas, habas, frijoles de soya, verduras, remo-lachas, papas y las hojas verdes de verduras.
B_2	1.2 —1.7 mg	25-50 mg.	Ojos color de sangre, sensibilidad anormal a luz, comezón, ojos que arden, labios secos con piel rota, pelo sin brillo, problemas de piel, uñas, y lengua, llagas bucales, catarata, comezón vaginal, etc	Granos integrales, levadura de brewer, levadura torula, levadura, germen de trigo, almendras, semillas de girasol, hojas de verduras, etc.

215

Vitaminas	Cantidad diaria	Máximo a corto plazo	Síntomas	Fuentes Naturales
B₃ Niacin	13—19 mg.	100 mg cada comida	Lengua sucia, llagas bucales, lesiones y problemas de piel, irritabilidad, nerviosismo, diarrea, el olvido, insomnio, dolor de cabeza, anemia, pelagra, depresión, estupor, etc.	Levadura de brewer, levadura torula germen de trigo, arroz integral, nueces, verduras verdes etc.
B₆	1.8-2.2 mg niños 0.3-1.6 mg	200 mg.	Anemia, edema, depresión mental, lesiones y problemas de piel, llagas bucales, halitosis, nerviosismo, eczema, cálculos renales, inflamación del colon, insomnio, dientes malos, irritabilidad, dolor de cabeza, etc.	Levadura de brewer, plátano, aguacate, germen/salvado de trigo, frijoles de soya, nueces de nogal, melaza, melones, col, yema de huevos, verduras verde-oscuras, pimienta verde, zanahorias y cacahuate, nueces y alimentos crudos.
Ácido fólico **B₉**	400 mcg.	5 mg diario	Problemas graves de pie, perdida de pelo, pobre circulación, fatiga, depresión mental, abortos espontáneos, baja energía sexual en varones.	Verduras verde oscuras (broccoli, espárragos, espinaca, etc.) habas, papas, lechuga, levadura de brewer, germen de trigo, nueces, maní, etc.

216

CARTEL DE VITAMINAS Y SUS FUENTES NATURALES				
Vita-minas	Canti-dad diaria	Máximo a corto plazo	Síntomas	Fuentes Naturales
B_{12}	3.0 mcg	50-100 mcg	Pobre apetito, llagas bucales, perdida de energía mental, fatiga crónica, etc.	Semillas de girasol, levadura brewer, maní, hojas de consuelda, polen de abejas, alga marina, germen de trigo.
C	60 mg	100--10,000 mg	Encías débiles, curación lenta de heridas, problemas de colágeno, anemia, infecciones, escorbuto, etc.	Frutas /verduras frescas, cinarrodón, frutas cítricas, pasas, fresas, broccoli, jitomates, pimientas dulces, etc.
D	5-10 mcg (200-400 IU)	4000-5000 unidades	Raquitis, dientes malos, piorrea, huesos defectuosos, debilidad, etc.	Germinados, germinados semillas, aceite de hígado de pescado, semillas de girasol, eufrasia, luz solar, etc.
E	8-10 mg (12-15 IU)	200-2,400 IU	Problemas de corazón, enfermedades del cerebro y del corazón, abortos, espontáneos, etc.	Aceites vegetales crudos, germinados crudos, granos integrales, aceite de germen de trigo, hojas de verduras, huevos, etc.

Vitaminas	Cantidad diaria	Máximo a corto plazo	Síntomas	Fuentes Naturales
CARTEL DE VITAMINAS Y SUS FUENTES NATURALES				
K	No conocido	Hemorragias en cualquier parte del cuerpo-- en la nariz, de úlceras, baja vitalidad, envejecimiento prematura, etc.		Alga marina, alfalfa, plantas verdes, aceite de soya, yema de huevos, buena flora intestinal.
MINERALES				
Calcio	800-1200 mg. Mujer/ niños 1,000 —1,400 mg	Osteomalacia y osteoporosis (huesos débiles y porosos), crecimiento reducido, perdida de dientes, nerviosidad, depresión, palpitaciones, calambres, raquitis, espasmos, insomnio, etc.		Verduras crudas, especialmente hojas de verduras oscuras como escarola, lechuga, col rizada, repollo, berro, diente de león, bretones, broccoli, etc. ajonjolí, semillas de girasol, avena, habas, almendras, nueces de nogal, millo, tortillas, etc.
Potasio(K)	1,875—5,625 mg	Exceso de sodio (sal) en los tejidos con efecto tóxico, edema, alta presión, problemas de corazón, bajo nivel de azúcar en la sangre, problemas de nervios, debilidad, etc.		Verduras y especialmente hojas de verduras oscuras, naranjas, granos integrales, semillas de girasol, nueces, papas (con la cáscara), plátanos, etc.

MINERALES			
Fos-foro	800-1,200 mg. Niños 1,000-1,400 mg.	Huesos débiles, crecimiento reducido, raquitis, defectos de nervios y de cerebro, debilidad general y potencia sexual reducida.	Granos integrales, nueces y semillas, legumbres, yema de huevos, frutas secas, maíz, etc.
Mag-nesio	350-400 mg	—700 mg por día.	Perdida del cuerpo de calcio y potasio, daño de riñones y cálculos, calambre de músculos, aterosclerosis, ataque de corazón, epilepsia, irritabilidad nerviosa, arrugas prematuras, etc.	Nueces, frijoles de soya, hojas de verduras, col rizada, penca del cardo, escarola, apio, hojas de remolacha, alfalfa, higos, limones, manzanas, duraznos, almendras, granos integrales, ajonjolí, semillas de girasol, arroz integral, etc.
Hierro	10 mg-varo-nes 18 mg-muje-res	Anemia, baja resistencia, falta de aliento, dolor de cabeza, piel pálida, bajo deseo sexual, etc.		Plátanos, durazno, melaza, ciruelas pasas, ajonjolí, semillas de girasol, albaricoque, levadura de brewer, habas secas, lentejas, alga marina.
Zinc	15—30 mg.	600 mg a corto plazo	Crecimiento reducido, defectos de nacimiento, pobre función sexual, baja resistencia, manchas en las uñas, etc.	Salvado y germen de trigo, semillas de calabaza y de girasol, levadura brewer, ajonjolí, cebollas, nueces, hojas de verduras oscuras, etc.

219

MINERALES				
Yodo	150 mcg. (0.15 mg.)		Papera, problemas de tiroides, cretinismo, baja presión, etc.	Algas marinas, penca del cardo, hojas de nabo, el ajo, berro, piñas, peras, alcachofa, frutas cítricas.
Azufre	No conocido	——	Uñas y pelo frágiles, problemas de pies, eczema, etc.	Rábanos, nabo, cebollas, apio, rábanos, judías verdes, berro, col rizada, frijoles de soya, etc.
Selenio	NA(.05-0.2)		Problemas de hígado, degeneración de músculos, envejecimiento prematura, cáncer, etc.	Levadura de brewer, agua de mar, alga marina, el ajo, mariscos, huevos, cereales integrales, verduras, etc.

CONSIDÉRELO BIEN

"Cuando por la calle veo una plancha de Médico-Cirujano, pienso que este profesional conoce muchas maneras de **amputarme** un brazo, una pierna o **mutilar** mis entrañas, pero **ignora** los medios de **conservarme sanos** dichos órganos." Helsby.

"El Naturismo es tan antiguo como la Creación pero sólo ha llegado a tomar beligerancia en nuestros días para defender a la humanidad de la ofensiva diabólica de la Teoría Microbiana que atribuye a los microbios la causa de las dolencias del hombre." Manuel L. Acharan

¿QUÉ ES UNA CRISIS CURATIVA?

Con programas de nutrición y salud natural, generalmente hay un mejoramiento notable en la salud en corto tiempo. Sin embargo, cuando el cuerpo de la persona es muy tóxico, un programa de ayuno y /o de purificación a menudo resulta en un cambio aparentemente peor (aun cuando sea temporario), antes que se observe un mejoramiento permanente. ¿Qué causa esto? La razón es simplemente que el programa de purificación es muy eficaz y disuelve grandes cantidades de toxinas acumuladas y substancias desechas y los está arrojando en la corriente de sangre en preparación por eliminación.

El resultado es que los órganos de eliminación como la piel, los pulmones, los riñones, y el hígado son sobrecargados por algún tiempo. Las grandes cantidades de toxinas en la corriente de sangre, causan síntomas desagradables como: dolores de cabeza, mal aliento, erupciones de la piel, fiebre, resfriados, etc. Las buenas noticias, no obstante, es que esto es algo de corta duración y hasta se puede ajustar al reducir la intensidad del programa de la purificación por el momento.
La crisis curativa es una señal precursora de mejor salud, si se continua el programa. Significa que el cuerpo se está realmente reponiendo. Los clientes deberían comprender que sus cuerpos están respondiendo favorablemente al programa. Entendiendo estas explicaciones sencillas puede hacer una diferencia infinita para seguir motivando e inspirando a clientes.

ETAPAS EN LA PROGRESIÓN DE ENFERMEDAD

La enfermedad naturalmente pasa por etapas. Casi nunca es estática durante un período de tiempo. Cuando los factores que causan la enfermedad permanecen, la enfermedad va progresivamente empeorando. Si las personas comienzan los programas de purificación, y se ponen a cambiar sus hábitos destructivos de salud, el cuerpo comienza el proceso de curarse. La enfermedad generalmente comienza a invertir el proceso de su desarrollo -- volver sobre sus pasos por así decirlo.

El dolor realmente funciona para advertirnos que hay un problema en alguna parte en el sistema generalmente alrededor de la zona donde se siente. En este sentido, **el dolor no es un enemigo**, pero al contrario, actúa como un amigo para amonestarnos a evitar un mayor perjuicio o aun la muerte.

Bien que nosotros seguramente no damos la bienvenida al dolor, con todo, es bueno ser inteligentes tocante a su función. Sin el dolor no tendríamos conocimiento que algunos órganos están heridos o dañados hasta cuando sería muy tarde. Más aun, las personas caerían con frecuencia muertos sin aviso y por ninguna razón aparente.

Aunque a menudo el dolor pasara, la enfermedad podría estar convirtiéndose silenciosa y traicioneramente en algo peor. Por esta razón, la manifestación de los síntomas de dolor o enfermedad no necesitan mirarse con fatalidad, pero se debe comprender que el cuerpo está tratando de expulsar toxinas del sistema. Es la manera en que el cuerpo está diciendo: "ayúdame por favor, tus malos hábitos de salud están abrumándome con toxinas. Reduce mi carga sustituyendo buenos hábitos de salud por favor y ayuda me a deshacerme más rápido las toxinas?

Por regla general se mal-entiende es mensaje. Personas con dolor y/o síntomas de enfermedad corren de prisa al médico para obtener una droga con que suprimir estos síntomas. **La medicina es bien calculada para hacer su obra de suprimir los síntomas** y habiendo hecho esto,

222

los pacientes se sienten aliviados. Pero ¿ son tales personas en alguna condición mejor ahora que sus síntomas están suprimidos?

En realidad la condición de tales personas es decididamente peor. **La supresión de enfermedad y los síntomas de enfermedad siempre produce algo peor.** Podría tomar hasta años para que las síntomas o la enfermada suprimida reapareciera, pero con tiempo, la enfermedad reprimida nunca deja de manifestarse de nuevo en forma de algo mucho peor.

Para ilustrar, tomemos una de las más comunes manifestaciones de enfermedad - el refriado común. Mientras en realidad significa que el cuerpo está expulsando toxinas, la gente en general lo suprime con medicamentos de drogas. De esta forma las toxinas permanecen en el sistema. Puede parecer que la droga da buenos resultados porque en tiempo uno aparentemente no coge un refriado, pero si, después uno coge la influenza. Con dosis más fuerte o otra droga uno igualmente lo sofoca. Ahora no tiene la influenza, pero con tiempo viene el asma, o problemas del pulmón y usted repite el ciclo: cada vez sofocando, reprimiendo y obligando las abundantes toxinas a quedar adentro y de este modo frustrando los esfuerzos del cuerpo para limpiar su casa.

Finalmente un día, quizá años después, algún dolor agudo le envía corriendo al doctor médico y, exclama "Oh, no! Esto no puede sucederme a mi, debe haber un error terrible, pero usted sabe que no lo es." ¿El diagnosis? - Una de las enfermedades asesinas del día moderno: problema de corazón, cáncer, diabetes, etc., -su vida entera parece al punto de despedazarse.

Este es el ciclo horrible de la enfermedad en su manifestación, progresión, supresión y manifestación de nuevo. Afortunadamente

usted puede ahora quebrar este ciclo vicioso. Invierta en los buenos hábitos de salud hoy y coseche la salud abundante y vigorosa.

ÁPENDICE

GEMA DE SALUD #1 — "COMO MATAR A TUS QUERIDOS CON LA COMIDA".

¿Según la Biblia pueden volver los muertos para comunicar con los vivos? Y ¿Quiénes son los fantasmas? (Los dos siguientes párrafos que responden a sus preguntas siguen como parte de la gema). ¡Ay, ay, Mamacita! ahora se ha despertado tu curiosidad. Quieres saber quienes entonces son esos seres que se manifiestan como fantasmas, espíritus, duendes, etc., los cuales se disfrazan o personifican a los muertos con tanta perfección? Si ¿quiénes son estos seres que también espantan a los seres humanos, y comparten secretos que sólo tus familiares y amigos muertos debían saber y que engañan a millones de humanos? Bueno, te lo diré brevemente para que vuelvas rápido a tu tarea, y luego no más tales preguntas, por favor.

Estos seres son en realidad los ángeles caídos quienes rebelaron y fueron arrojados del cielo. Al fin han de ser destruidos en el infierno, dejandolos ni raíz ni rama. (Malaquías 4:1). Hasta entonces, sin embargo, su blanco es engañar y destruir la especie humana. Todavía tienen poder sobrenatural y su astucia, inteligencia y experiencia son increíblemente grandes. Ahora, no más tales pláticas — anda leer Apocalipsis 12::1--9; 16:14; y Mateo 25:41 para más hechos y detalles.

PARTES DE LAS HIERBAS PARA USAR

HIERBA	NOMBRE EN INGLÉS	PARTE PARA USAR
Acedera	Yellow dock	Raíz
Agracejo	Barberry	Corteza de raíz
Ajo	Garlic	Bulbo
Aletría harinacea	False unicorn	Raíz
Alfalfa	Alfalfa	Hierbas y hojas
Áloe verá	Áloe verá	Hojas
Angélica	Don quai	Raíz
Arcilla de redmond	Redmond clay	Arcilla
Avena loca	Oat straw	Tallos
Azafrán alazor	Safflower	Fruto
Barbas de maíz	Corn silk	Seda
Bardana	Burdock	Raíz
Betonia	Wood betony	Hierbas
Bistorta	Bistort	Raíz
Buchu	Buchu	Hojas
Cardo bendito	Blessed thristle	Hierba
Cascara sagrada	Cascara sagrada	Corteza
Cayena	Cayenne	Fruta
Chaparral	Chaparral	Hierba
Cimifuga	Black cohosh	Raíz
Cinarrodón	Rose hips	Fruto
Consuelda	Comfrey	Raíz
Clorofila	Chlorophyll	
Corteza de roble blanco	White oak bark	Corteza
Damiana	Damiana	Hojas
Diente de león	Dandelion	Raíz
Durazno o melocotón	Peach	Corteza
Enzima del mar	Kelp	Planta
Enebro	Juniper	Fruto
Equinacea	Echinacea	Raíz
Equiseto	Horsetail	Hierba
Esculetaria	Skullcap	Hierba
Espino	Hawthorn	Fruto
Eucaliptos	Eucalyptus	Aceite
Eufrasia	Eyebright	Hierba

PARTES DE LAS HIERBAS PARA USAR

HIERBA	NOMBRE EN INGLÉS	PARTE PARA USAR
Fenogreco	Fenugreek	Semillas
Frambuesas	Red raspberry	Hojas
Fresas	Strawberry	Hojas
Gaulteria	Wintergreen	Hojas, aceite
Ginsén	Ginseng	Raíz
Gotu kola	Gotu kola	Hierba
Grama	Couch grass	Hierba
Guayaba	Uva ursi	Hojas
Hidrastide del Canada	Golden seal	Raíz
Hierba carmín	Poke weed	Raíz
Hierba san Cristóbal	Blue cohosh	Raíz
Hierba de san Juan	St Johnswort	Hierba
Hierba gatera	Catnip	Hierba
Hinojo	Fennel	Semillas
Hisopo	Hyssop	Hierba
Jengibre	Ginger	Raíz
Lapacho	Taheebo	Corteza interna
Lobelia	Lobelia	Hierba
Lúpulo	Hops	Flor
Malagueta	Bayberry	Corteza de raíz
Malvavisco	Marshmal-low	Raíz
Mandrá-gora	Mandrake	Raíz
Manzanilla	Camomile	Raíz
Menta	Peppermint	Hojas
Menta verde	Spearmint	Hojas
Milenrama	Yarrow	Raíz
Mirra	Myrrh	Savia
Muérdago	Mistletoe	Hierba
Musgo de irlanda	Irish moss	Planta
Nogal de la brujería	Witch hazel	Corteza
Nogal negro	Black walnut	Hojas
Olmo Americano	Slippery elm	Corteza
Ortiga	Nettle	Hojas
Palmito enano	Saw palmetto	Fruta

226

PARTES DE LAS HIERBAS PARA USAR		
HIERBA	**NOMBRE EN INGLÉS**	**PARTE PARA USAR**
Palo de banon	Buckthorn	Corteza
Pamplina	Chickweed	Hierba
Papaya	Papaya	Fruta
Pasionaria	Passion flower	Hierba
Polen de abeja	Bee pollen	Polen
Poleo	Pennyroyal	Hierba
Perejil	Parsley	Hojas
Pimiento	Capsicum	Véase cayena
Llantén	Plantain	Hojas
Psyllium	Psyllium	Semillas
Rábano	Horseradish	Raíz
Raíz de asclepias	Pleurisy root	Raíz
Regaliz	Licorice	Raíz
Reina de los prados	Queen of the meadows	Hojas
Ruibarbo Chino	Turkey rhubarb	Raíz
Salvia	Sage	Hojas
Sauce	Willow	Corteza
Squaw vine	Squaw vine	Hierba
Tomillo	Thyme	Hierba
Te de bingham	Bingham tea	Hierba
Trébol rojo	Red clover	Flor
Valeriana	Valerian	Raíz
Vellorita	Primerose	Semilla, aceite
Verbasco	Mullein	Hojas
Yuca	Yucca	Raíz
Zarzaparrilla	Sarsapar-rilla	Raíz

LISTA DE REFERENCIAS

Airola, Paavo. 1990. <u>Are You Confused</u>? Phoenix, AZ: Health Plus Publisher, 1971; reprint.

Airola, Paavo. 1978. <u>How to Get Well</u>. 3 rd ed. Phoenix, AZ: Health Plus Publishers, 1974; reprint.

Azaran, Manuel Lezaeta. 1991. <u>La Medicina Natural al Alcance de todos</u>. (Natural Medicine Within the   Reach de All). México, D. F. Impresora Galve.

Bethel, May. 1968. "<u>The Healing Power de Herbs</u>". Northe Birchwood, CA: Melvin Powers Wilshire Book company.

Bryt, Johanna. 1984 (?). <u>The Grape Cure</u>. NY: Ehret Literature Publishing Co., Inc..

Brown, Judith, E. <u>The Science de Human Nutrition</u>. 1990. NY: Harcourt Brace Jovanoich,Inc..

Cantor, Alfred A. <u>Dr. Cantor's Longevity Diet</u>. 1967. NY: Parker Publishing Company, Inc..

Davis, Adelle. 1954. <u>Let's Eat Right to Keep Healthy</u>. NY: Harcourt, Brace y Company.

Houteff, V.T. 1992. <u>The Entering Wedge-The Genesis de Diet y Health</u>. NY: Universal Publishing   Association, 1946; reprint.

Jarvis, D.C. 1958. <u>Folk Medicine</u>. NY: Henry Holt y Company, 1958; reprint.

Jensen, Bernard. 1988. <u>Foods that Heal</u>. NY: Avery Publishing Company, Inc.

Kellogg, John Harvey. 1903. <u>Rational Hydrotherapy</u>. Philadelphia: F.A. Davis company.

Kloss, Jethro. 1988. <u>Back to Eden</u>. New revised edition. CA: Back to Eden Publishing Company, 1946;   reprint.

Lust, John. 1979. <u>The Herb Book.</u> NY: Bantam Book, Inc, 1974; reprint.

Malstrom, Stan. 1977. "<u>Natural Herbal Formulas</u>". Orem, Utah: Fresh Mountain Air Publishing Company.

Dr. Errol Stanford

Meyer, Joseph E. 1986. The Herbalist. Revised enlarged edition by Clarence Meyer. IL: Meyerbooks, 1934; reprint.

Royal, Penny C. 1976. "Herbally Yours". Hurricane, Utah: Sound Nutrition, 1994; reprint.

Ruben, David. 1977. The Save Your life Diet. NY: Ballantine Books, 1975; Reprint.

Sehnert, Keith. 1975. How to be Your Own Doctor. NY: Grosset & Dunlaop.

Selye, Hans. 1978. The Estrés de Life. NY: McGraw Hill.

Snowdon, D. A., R.L. Phillips, 1985. Does a vegetarian diet reduce the occurence de diabeties? American Journal de Public Health 75.

Tenney, Louise. 1987. "Health Handbook". Provo, Utah: Woodly Books.

Tenney, Louise.1992 "Today's Herbal Health". Provo, Utah: Woodly Books.

The Surgeon General's Report on Nutrition y Health. 1988. Phs. Publication no. 88-50210 (Washington, D.C.: U.S. Department de Health y Human Services.

Thrash, Agatha, Calvin Thrash. 1981. Home Remedies-hydrotherapy, Massalvia, Carbón y other Simple treatments. Al: Thrash Publications.

Treben, Maria. 1987. Health from God's Garden. Vermont: Healing Arts Press.

U.S. Department de Agriculture. 1970. Selected Weeds de the United States. Agricultural Hybook no. 366. Agricultural Research Service, U.S, Department de Agriculture. Washington, D.C.: U.S. Government Printing office.

Vries, Arnold De. 1963. Therapeutic Fasting. Ca: Chyler Book Co.

Walker, N.J. 1984. Fresh Fruit y Vegetable Juices. AZ: O' Sullivan Woodside & Company.

Walker, N.J. 1981. The Natural Way to Vibrant Health. AZ: O' Sullivan Woodside & Company., 1972; reprint.

Warmbry, Max, 1960(?), " Artritis Sufferers Can Get Well", Hovarth Publications, Inc.

White, E.G. 1978. Health y Happiness. AZ: Inspirational Books, 1973; reprint.

Wood, Curtis A., 1962, Calories, Vitaminas y Commonsense, Belmont Books.

¿QUIERE USTED REALMENTE ...

♦ SOBREVIVIR EL MUNDO **PELIGROSO** DE DROGAS Y DOCTORES?
♦ SER SU PROPIO DOCTOR Y PROLONGAR SU VIDA?
♦ TRAER SALUD Y SANIDAD A SU FAMILIA EN LUGAR DE MATARLA?

LUEGO LÉASE Y SER INFORMADO...

¡¡LA IGNORANCIA PUEDE MATAR A SUS QUERIDOS Y A SU FAMILIA!!

Este libro es definitivamente no uno de los libros regulares de salud de hoy día. Aquí el dr. Stanford ofrece consejos sanos, prácticas, y comprobados sobre la salud y la nutrición y sobre más que 60 condiciones de enfermedad que son comunes actualmente. también cubre las enfermedades asesinas modernas mayores hoy en los estados unidos y otros lugares: problemas de corazón y alta presión, el cáncer, diabetes, etc.

ACERCA DEL AUTOR ...

EL DR. Errol Stanford, además de ser doctor Naturista. (N.D.) tiene un doctorado (PH.D.) en la Nutrición Humana. Educado en los Estados Unidos y América del Sur y viajando extensamente por muchos años como Doctor de Salud y Medicina Natural y dando conferencias, a través de Norte América, Europa, México, América del Sur, África y el Caribe, el Dr. Stanford trae una considerable cantidad de conocimiento y experiencia a sus lectores en este libro. Actualmente, es director de la escuela Naturista SUNNY MTN. SCHOOL de NATURAL MEDICINE en Mountaindale, New York, 12763 —Una escuela para promover la Medicina Natural internacionalmente, por medio de estudios externos o programas de correspondencia. Que el lector pueda encontrar estas cortas, pero profundas gemas de salud de suficiente interés práctica y ricas en buen sentido común para estimularle a un estilo de vivir más favorable a la salud, es el deseo y oración sinceros del Dr. Stanford.